WangGe

王歌® 幸福大学

―――― 一切为了您的幸福! ――――

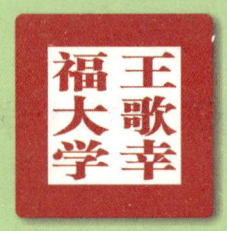

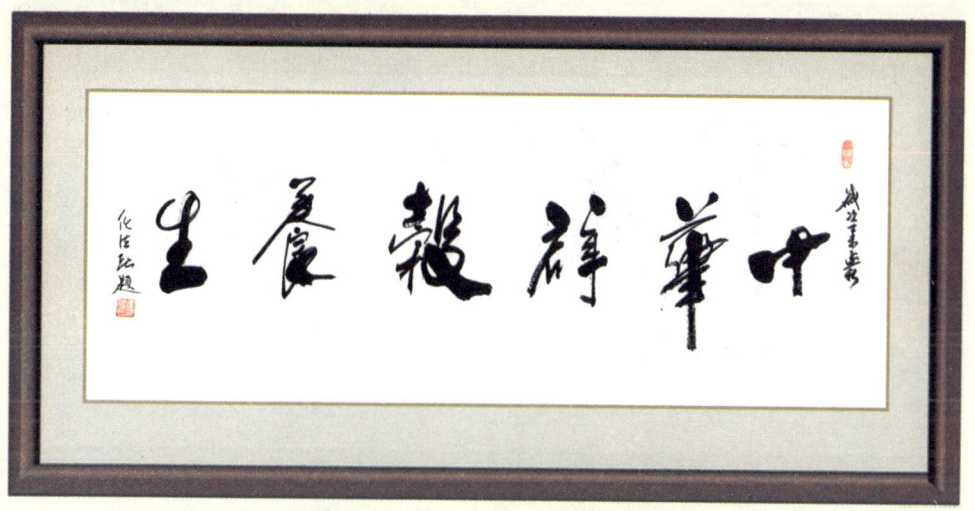

全国政协常委、中国道教协会第七、八届会长任法融道长特为本书题写书名

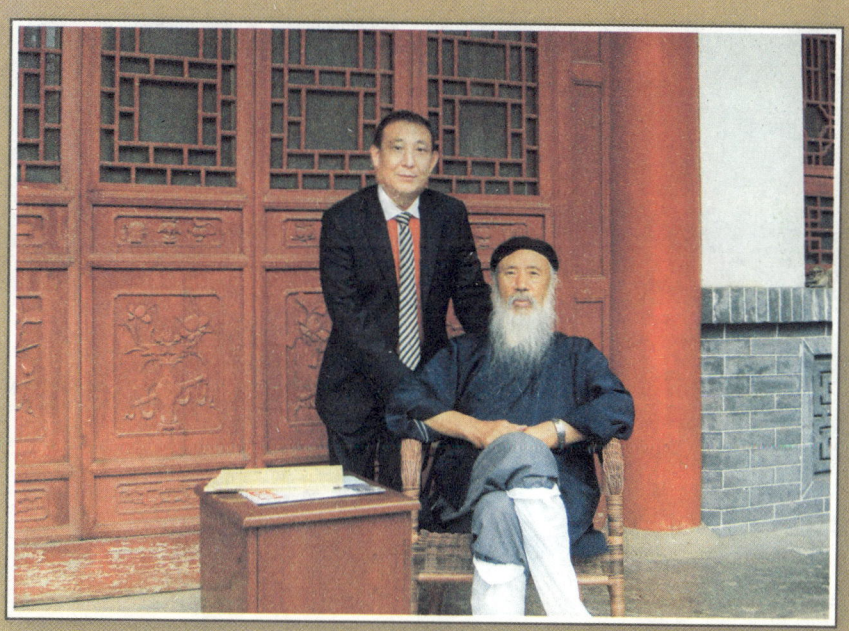

王歌拜访全国政协常委、中国道教协会第七、八届会长任法融道长

一切为了您的幸福！

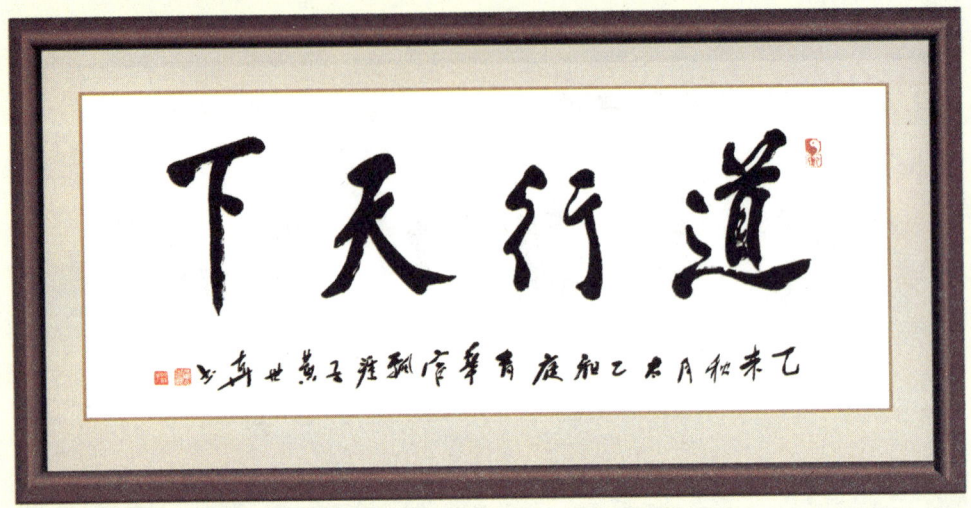

国际道教协会会长黄世真道长为本书题词

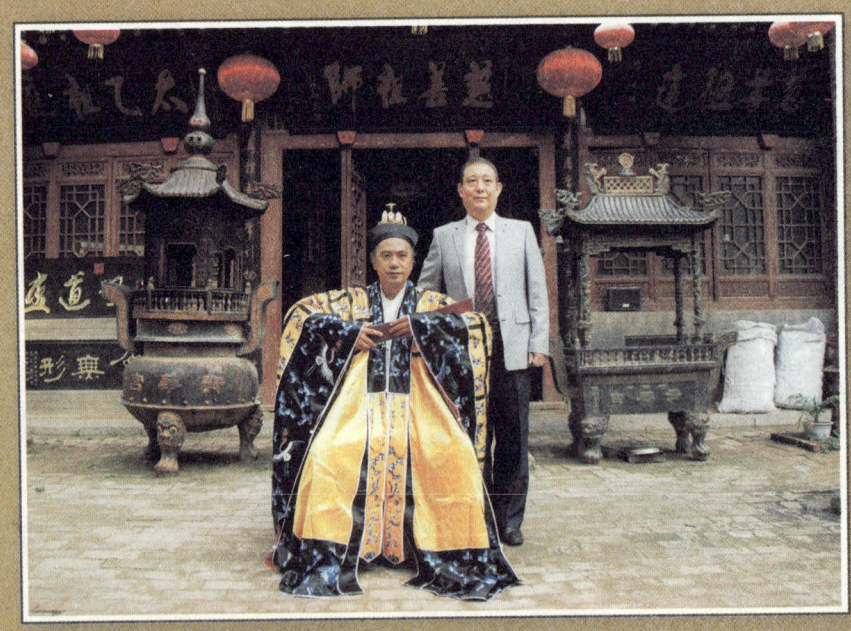

王歌拜访国际道教协会会长、西安青华宫住持黄世真道长

一切为了您的幸福!

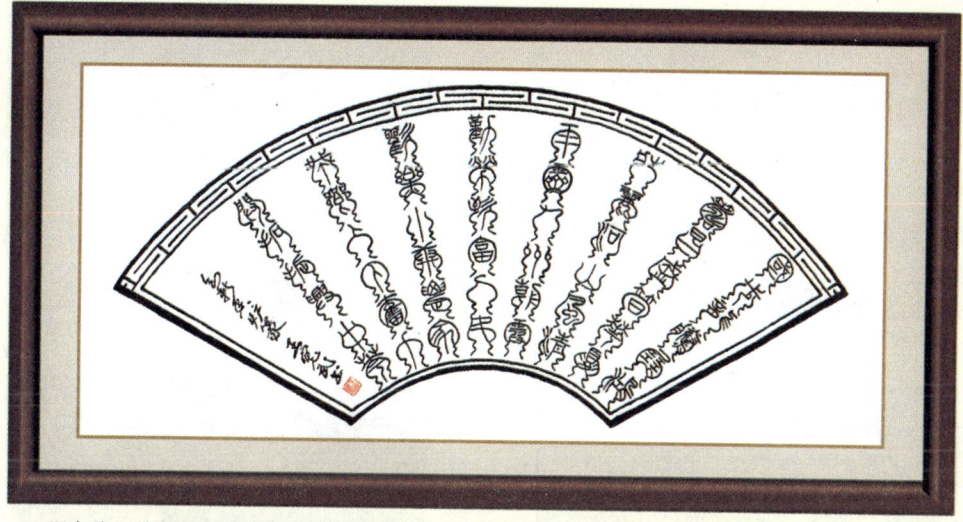

　　王宪武,著名书画家、中国"香炉篆"体书法创始人,曾任西安长安工艺美术厂厂长、西商学院中国书法美术研究院院长。

　　王宪武独创的"香炉篆"体书法,精工细凿、字字玲珑飘逸,从外形看个个香炉跃然纸上,香炉中有字,字中有香炉,惟妙惟肖,浑然天成。细看每个字不带有丝毫的浮笔涨墨,字里行间线条粗细均匀,笔墨轻重相间,疏密得宜,字形大小均齐,章法严谨,细腻工整,富有古典艺术美,其神采、形质在篆书艺术境界中又有高出一格的美感。
　　　　　　　　　　　　　　　　　　　——摘自1999年《西安旅游报》

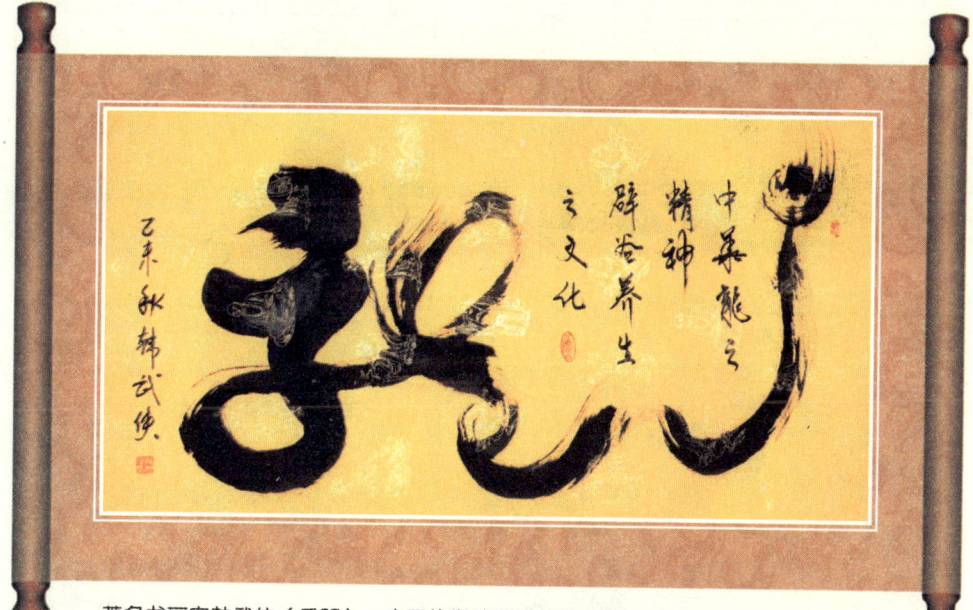

　　著名书画家韩武侠(岳明),中国信誉榜互律网总编辑、陕西省企业互助发展促进会常务副会长兼秘书长,本幅"龙"专为《中华辟谷养生》读者奉书。韩武侠书画作品被中外新闻社指定为国礼赠送外国政要及外国友人。

一切为了您的幸福!

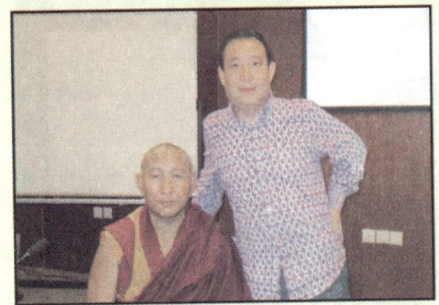
王歌与西藏拉萨热堆寺住持阿旺扎巴活佛合影

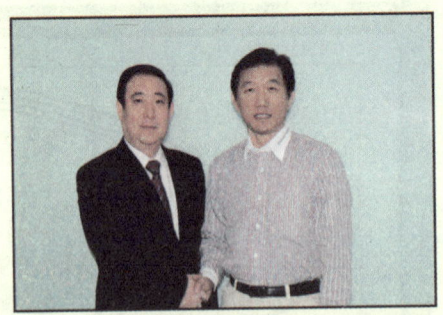
王歌与中国中医药养生联盟理事长陆家易导师合影

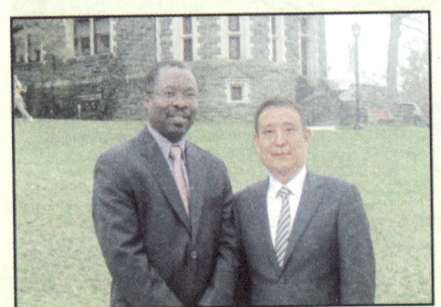
王歌访问美国阿卡迪亚大学并与校长合影

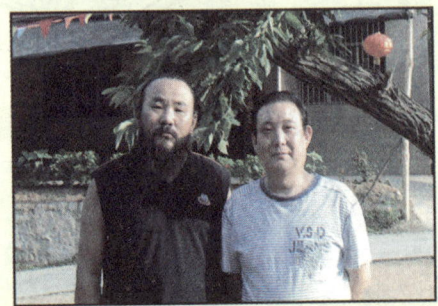
王歌与西安重阳宫道家养生中心主任李振家道长合影

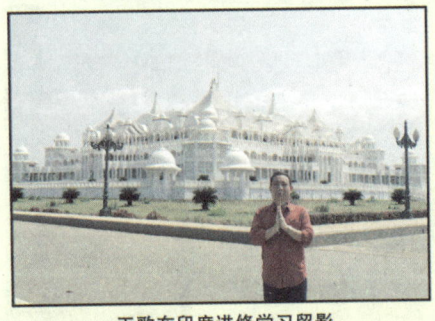
王歌在印度进修学习留影

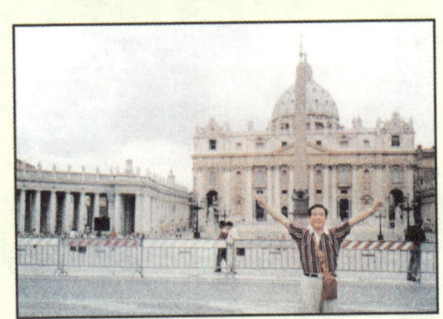
王歌在梵蒂冈圣彼得大教堂留影

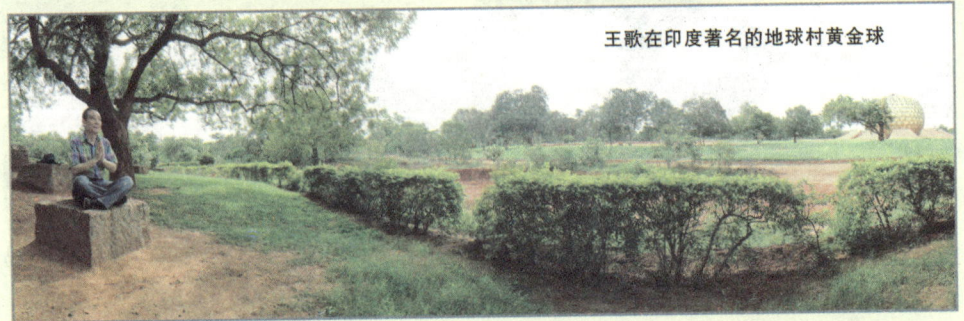
王歌在印度著名的地球村黄金球

一切为了您的幸福!

中华辟谷养生

王歌 编著

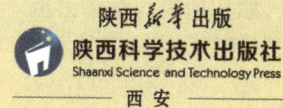
陕西新华出版
陕西科学技术出版社
Shaanxi Science and Technology Press
西安

图书在版编目（CIP）数据

中华辟谷养生 / 王歌编著 . — 西安：陕西科学技术出版社, 2015. 12（2025.3 重印）

ISBN 978-7-5369-6555-3

Ⅰ.①中… Ⅱ.①王… Ⅲ.①禁食 – 养生（中医）– 研究 Ⅳ.① R247.4

中国版本图书馆 CIP 数据核字（2015）第 273816 号

中华辟谷养生
ZHONGHUA BIGU YANGSHENG

王歌　编著

责任编辑	屈马珑　孙雨来
封面设计	天之赋设计室

出 版 者	陕西科学技术出版社 西安市曲江新区登高路 1388 号陕西新华出版传媒产业大厦 B 座 电话（029）81205187　传真（029）81205155　邮编 710061 http://www.snstp.com
发 行 者	陕西科学技术出版社 电话（029）81205180　81206809
印　　刷	三河市兴达印务有限公司
规　　格	720mm×1000mm　16 开本
印　　张	10.5　插页 4
字　　数	100 千字
版　　次	2018 年 1 月第 1 版 2025 年 3 月第 9 次
书　　号	ISBN 978-7-5369-6555-3
定　　价	48.00 元

版权所有　翻印必究
（如有印装质量问题，请与我社发行部联系调换）

这本书能带给您什么？

传统的道家辟谷术被传说得非常神秘

被认为只有世外高人才可以修炼

而我们这本书能带给你的是

打破神秘，让普通人也可以学会辟谷养生

能够获得这本书的人，一定是个幸运的人

能够学会辟谷养生方法的人，一定是个有福气的人

相信，此书一定会给你的生活带来全新的改变

——王歌

阅读说明

第一步：通读

当你获得《中华辟谷养生》后，请先简单地从头到尾通读一遍。以便知道接下来如何根据自身情况合理安排学习时间。知道哪些是要重点阅读的，哪些仅作一般了解。

第二步：心心相印

此后，再慢慢地、仔细地、认真地、一字一句地阅读 2~3 遍（阅读的次数越多越好），以期达到与导师心心相印。你可以记笔记，也可以在书上做记号，做到法明理透，才能真正掌握辟谷养生之精华。

第三步：心传口授

要达到心传口授的效果，还要看《中华辟谷养生·讲课光碟》（后简称《讲课光碟》另出版发行），由于有些辟谷的方法，用文字表达不够完美，容易产生理解偏差，必须跟随《讲课光碟》学习，在视频中亲自跟王歌导师学习，才能达到心传口授的效果。学习《讲课光碟》，也是先大概看一遍，再认真地、仔细地、慢慢地、边看边学 2~3 遍（越多越好），做到心中完全领悟明白，与导师心心相印后，才能进行下一步实际辟谷行动。

第四步：辟谷

接下来就是开始练习辟谷了。只有把《中华辟谷养生》和《讲课光碟》完全看懂领悟吃透后，才可以练习辟谷。方法是：第一次开始先半辟谷 2~3 天，第二次半辟谷 3~5 天，再 7 天、再 14 天。接下来就可以服气辟谷了，也是先 3 天，再 5 天、再 7 天、再 14 天，慢慢地就完全掌握辟谷养生的方法了。

具体详细的辟谷步骤，在《讲课光碟》里王歌导师会详细讲到。

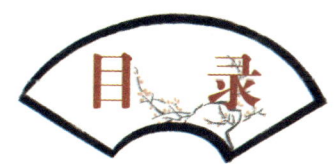

第一章 上古修仙秘术

第一节 何为辟谷 ………………………………………… 3

第二节 辟谷源于道教的养生传统 ………………………… 5

　一、辟谷——道教的传统养生 ………………………… 5

　二、辟谷清三虫 …………………………………………… 6

　三、辟谷疗法的意义 ……………………………………… 7

　四、服气辟谷 …………………………………………… 10

第三节 千年印证 ………………………………………… 12

　一、中国古人推崇辟谷养生 …………………………… 12

　二、张三丰、李叔同辟谷故事 ………………………… 14

　三、外国人的断食记载 ………………………………… 16

　四、古今中外的学者大多主张辟谷 …………………… 18

　五、现代都市人更需要辟谷 …………………………… 20

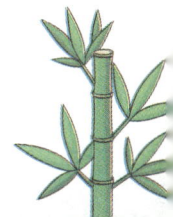

第二章　辟谷养生的原理

第一节　食品毒素堆积 …… 25
一、食品危机无处不在 …… 25
二、病从口入 …… 27

第二节　宿便乃百病之源 …… 30
一、宿便的危害 …… 30
二、何为宿便 …… 31

第三节　空腹激发人体的活力、修复力 …… 34
一、空腹激发人体的活力 …… 34
二、空腹激发修复力 …… 36

第四节　辟谷乃先天本能 …… 39
一、断食能力天生具备 …… 39
二、人体是一部能自动修复的"机器" …… 40
三、人活一口"气" …… 42

第三章　辟谷可以让你脱胎换骨

第一节　辟谷能净化人体 …… 47
第二节　胃肠系统可以得到休息 …… 47
第三节　清理宿便　美容养颜 …… 49
第四节　净血液　强心脏 …… 50
第五节　激活生命潜能 …… 51
第六节　养心修性 …… 52
第七节　塑身减肥 …… 55

第八节　去除毒素　预防慢性疾病 …………………… 55

第九节　增强记忆力 …………………………………… 56

第十节　提高应对灾难的能力 ………………………… 57

第十一节　增强情绪的调控能力 ……………………… 58

第十二节　延长寿命 …………………………………… 61

第四章　辟谷的准备

第一节　辟谷不是断食 ………………………………… 65

第二节　辟谷和断食的区别 …………………………… 67

第三节　辟谷的能量来源 ……………………………… 69

第四节　辟谷前准备 …………………………………… 71

　　一、什么人不适合辟谷 …………………………… 71

　　二、心理准备 ……………………………………… 72

　　三、身体准备 ……………………………………… 73

　　四、身体变化 ……………………………………… 73

第五章　辟谷的分类、时间

第一节　辟谷的分类 …………………………………… 79

　　一、半辟谷 ………………………………………… 79

　　二、服饵辟谷 ……………………………………… 81

　　三、服气辟谷（全辟谷） ………………………… 83

　　四、自然辟谷 ……………………………………… 84

第二节　辟谷的层次 …………………………………… 85

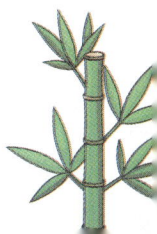

第三节　辟谷的季节、时间 ············· 86
　　一、季节的选择 ·················· 86
　　二、单次辟谷的时间 ················ 86
　　三、辟谷周期时间的选择 ·············· 87

第四节　辟谷注意事项 ················ 88
　　一、辟谷期间禁忌 ················· 88
　　二、身体变化 ··················· 89

第五节　辟谷守则 ·················· 90
　　一、饮食 ····················· 90
　　二、饮水 ····················· 91
　　三、生活 ····················· 92
　　四、痛苦反应是快愈的先兆 ············· 92

第六节　成败的关键 ················· 93
　　一、极危险的强烈食欲 ··············· 93
　　二、效果要3个月后才能发挥 ············ 94

第七节　走出辟谷认识的误区 ············· 94

第六章　辟谷养生的方法

第一节　蔬果汁辟谷（半辟谷） ············ 99
　　一、胡萝卜＋苹果汁辟谷方法 ············ 99
　　二、胡萝卜的功效与作用 ·············· 99
　　三、苹果的功效与作用 ··············· 101

第二节　服气辟谷法 ················· 102
　　一、身体放松 ··················· 102

二、吞服气方式 ……………………………………… 103

第三节　意念能量辟谷法 …………………………………… 105

第四节　金津玉液辟谷法 …………………………………… 107

第五节　静坐辟谷法 ………………………………………… 111

第六节　自然辟谷 …………………………………………… 112

第七节　辟谷饮食辅助 ……………………………………… 114

一、辟谷能量茶 …………………………………… 114

二、辟谷食饵 ……………………………………… 115

第八节　在家辟谷方案 ……………………………………… 116

一、首次辟谷先采用半辟谷（蔬果汁或服饵辟谷）……… 116

二、服气辟谷方案 ………………………………… 117

三、半辟谷与服气相结合辟谷 …………………… 118

四、在家辟谷要循序渐进 ………………………… 118

五、服气辟谷第3、4天很关键 …………………… 118

第九节　一日辟谷法 ………………………………………… 119

一、一日辟谷法 …………………………………… 119

二、时间选择 ……………………………………… 120

三、辟谷日的作息 ………………………………… 120

第七章　开谷（复食）

第一节　在家开谷（复食）方法 …………………………… 123

第二节　辟谷后的复食 ……………………………………… 124

第三节　复食注意事项 ……………………………………… 125

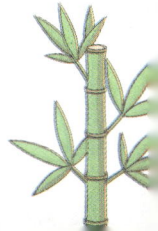

第八章 辟谷常见问题答疑

一、辟谷是否要去专业场所？在家行吗？ …………………… 129

二、辟谷期间有哪些具体的表现？ …………………………… 129

三、辟谷期间可以吸烟吗？ …………………………………… 130

四、有些人很瘦，通过辟谷的办法体重能否增加？ ………… 130

五、辟谷期间有时感到口渴是怎么回事？ …………………… 131

六、辟谷结束恢复正常饮食后，体重会不会重新上升？ …… 131

七、辟谷对身体有危害吗？ …………………………………… 132

八、辟谷期间会影响正常的工作和生活吗？ ………………… 132

九、是否辟谷越长功效就越显著？ …………………………… 132

十、辟谷有美容效果吗？ ……………………………………… 132

十一、辟谷排毒后毒素会再生吗？ …………………………… 133

十二、辟谷后会不会有厌食症？ ……………………………… 134

十三、女性经期可不可以进行辟谷？ ………………………… 134

十四、辟谷会不会造成营养不良？ …………………………… 134

十五、辟谷对内分泌紊乱有帮助吗？ ………………………… 135

十六、辟谷时能不能练其他功法？ …………………………… 135

十七、辟谷坚持不到最后，还会有效果吗？ ………………… 135

附 王歌 6+1 立体健康理念

记者访谈 爱与幸福的使者——王歌

爱与幸福的使者——王歌 ……………………………………… 141

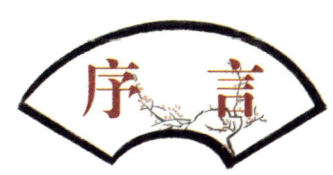

序言

——国际道教协会会长黄世真道长

与王歌先生相识实在是一种缘分，他与我同为政协委员。某次会议后，我们相谈甚欢，彼此相见恨晚。王歌先生邀我为他的著作《中华辟谷养生》写序，我在认真拜读了作品后，甚为欣喜。

道家文化是中华民族传统的主流文化，道家文化历来强调养生，据《二十四史》和有关史书记载：中国道家养生学，主要由道家始祖黄帝、道家祖师老子，依据"道法自然"规律，又"因而制之"的道家哲学思想和道家养生之道综合确立。而道家辟谷养生，又是道家养生学的组成部分，是中国传统文化宝库中的一份珍贵遗产，已经有两千多年的历史。

王歌先生作为著名的中国第一位幸福心理学家，高等院校的院长，在潜心研究心理学的基础上，对中华道家辟谷养生也十分感兴趣，并付之以切身实践和体会，对辟谷养生这一绝妙疗法推崇备至。确信辟谷养生疗法为救人济世之良法，于是他苦心搜集了很多文献资料，著书立说。

辟谷，即不食五谷。自古以来多有记载。"辟（bi）谷术"起于先秦，《大戴礼记·易本命》说："食肉者勇敢而悍，食谷者智慧而巧，食气者神明而寿，不食者不死而神。"是为辟谷术最早的理论根据。

《淮南子·地形》也有类似的记载。而《人间》还载有实例，如记述春秋时鲁国人单豹避世居深山，喝溪水，"不衣丝麻，不食五谷，行年七十，犹有童子之颜色。"是为史籍所载最早之辟谷实践者。

1973年长沙马王堆汉墓出土的帛书中有《去（却）谷食气篇》，则是现存辟谷服气术最早的著作。

古今一些道士、隐士，修持到一定层次后，往往出现"不食人间烟火"的现象，足见前人早已积累了辟谷方面的丰富经验。

古今中外无数事实启迪我们，修学中国道家养生，可促进我们身心健康长寿、事业成功。现代科学也研究证明辟谷有健脑益智、开发人体潜能、提升心能量、增强心场能的作用。

从现代医学看，人的肝脏是一个生化工厂，既是消化器官，也是解毒器官，正常人进食后，无论有毒无毒，都要肝脏分解或化合处理后才能进入人体血液，辟谷由于进食很少，肝脏负担变轻，会回过头来清除血液里的毒素，使毒素浓度降低，同时合成有益于身体免疫的活性物质。

然而，这一古老的养生方法不是每个人都能够轻松掌握的。于是王歌先生通过多年来在全国拜师访友，把自己丰富的心理知识结合传统养生理论及实践体会，博采众家养生术之精华，加之切身的辟谷体验，编写出了这部《中华辟谷养生》，在此书里他给出了详尽的阐释和具体的指导，从了解辟谷的起源，辟谷的原理到辟谷的具体方法，内容由浅入深，从理论到实践，引导读者把握科学的辟谷，简单明了，通俗易懂，也不乏趣味性。广大朋友通过阅读实践，基本上就可以很好地掌握这种古老而神奇的养生方式，这也是王歌先生为广大追求健康生活的读者所做的一件好事。

《中华辟谷养生》一书，以独特的视角、通俗的语言，将带领读者走进道家养生文化这座美丽的殿堂，领略中华辟谷养生的独特魅力。同时王歌先生多年来自己也身体力行体验效果，引导人们认知生命、改善身心，帮助人们达到保护生命、延年益寿和修身养性的目的。

希望朋友们在《中华辟谷养生》的陪伴下，四季健康，身心如意。

黄世真

2015年9月9日

（黄世真道长是国际道教协会会长、西安青华宫住持）

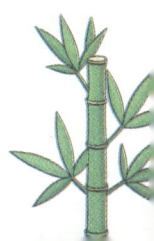

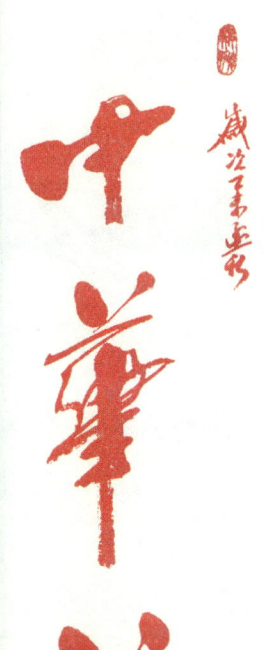

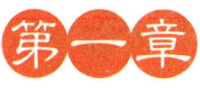

上古修仙秘术

> 很多人害怕失败，真相是人生根本就没有失败，只有体验不同的生命！体验怎么会有失败呢？因为人生从来没有什么好的或者你认为不好的，只有体验，不同的体验！
>
> ——王歌

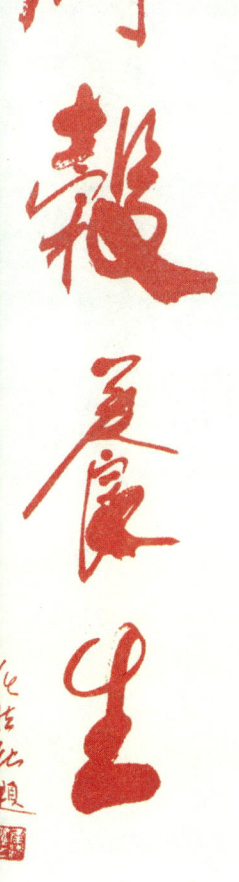

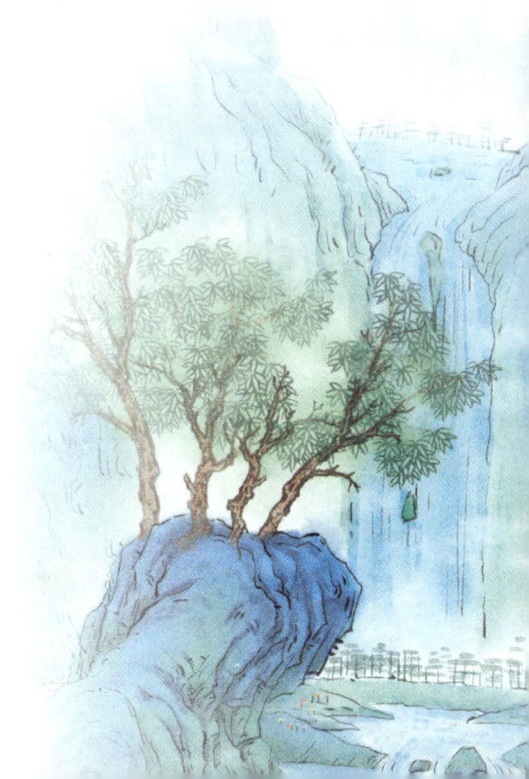

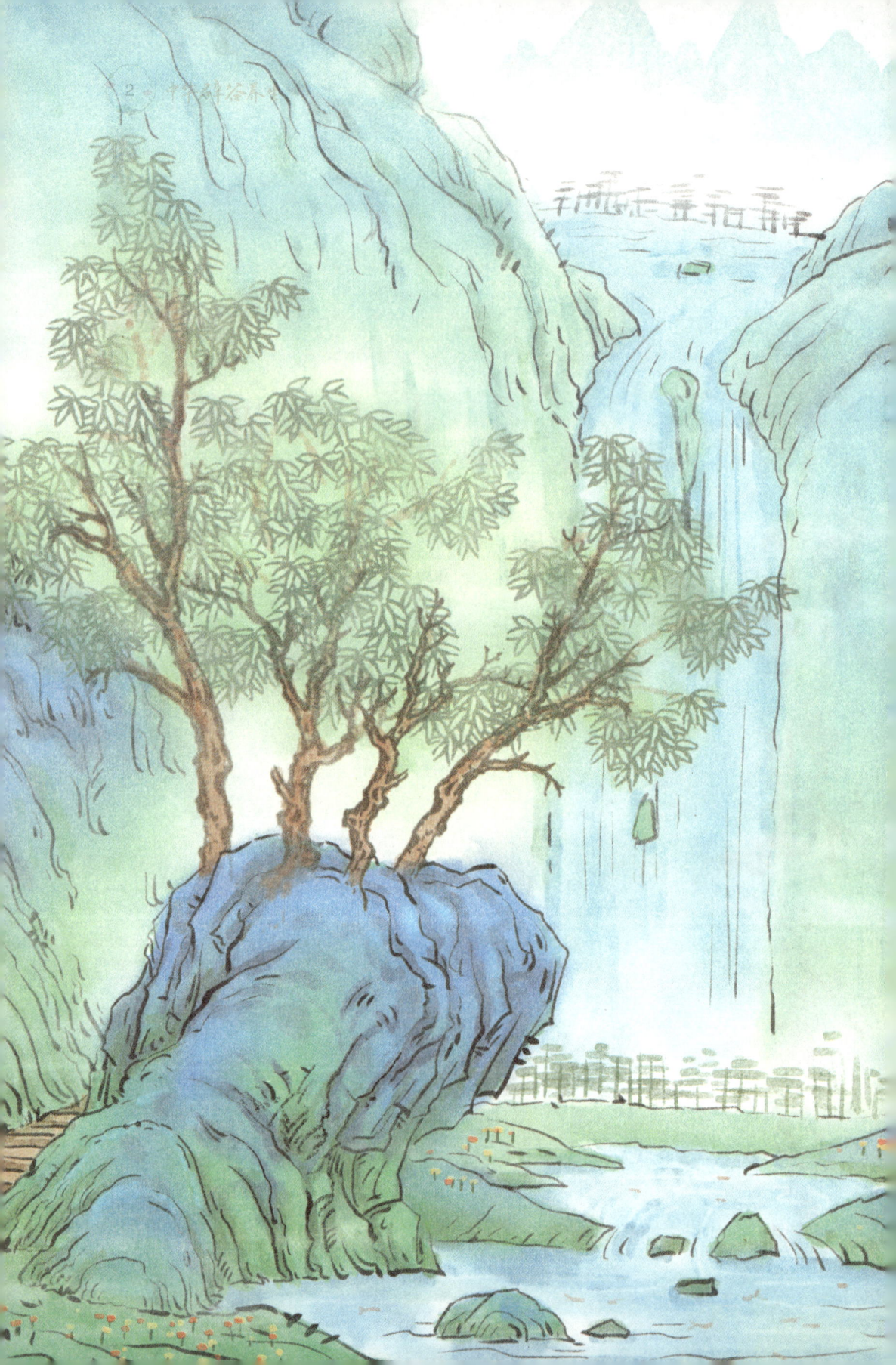

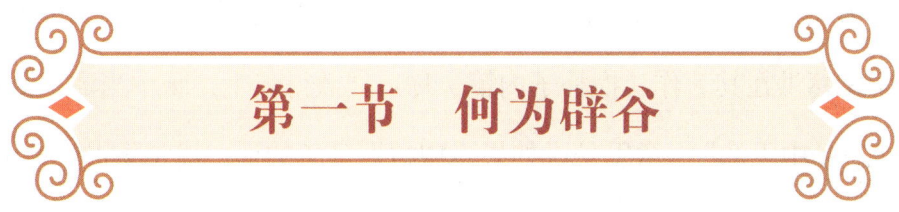

第一节 何为辟谷

辟谷之说,古已有之,纵观古今典籍或民间野史,时见其踪。道教经典对辟谷术更有诸多记载。然其究竟起源于何时,可能无从考证。不过我们从很多历史资料上可以看出,辟谷源于宗教,这一点毋庸置疑。

辟谷,又称避谷、去谷、断谷、绝谷、绝粒、休粮、清肠等,大约形成于春秋战国时期,最早的文字记载见于1973年长沙马王堆汉墓出土的帛书《去谷食气篇》,其中有"去谷者食石韦……首重、足轻、体轸"的叙述,意思是说辟谷者往往产生头重脚轻,四肢乏力的饥饿现象,表明至少在汉代就已经有辟谷之法了。

秦汉以后,有关辟谷食饵和辟谷食饵方的描述与记载散见于各代中医学著作中,第一部中药学专著《神农本草经》即开创了有关辟谷食饵养生的先河,特别是道教的兴起更加推动了辟谷术的发展,其认为人体可以通过辟谷达到"不饥轻身,益寿延年"的目的,并创立独特的道教服食术。有关道教服食方,在长达二千多年的历史长河中屡见于各种史籍。

古人是如何看待辟谷的呢？成书于汉代的礼仪论著《大戴礼记·易本命》中记载："食肉者勇敢而悍，食谷者智慧而巧，食气者神明而寿，不食者不死而神。"这可能是辟谷术的最早理论根据。晋代的道家、医学家葛洪在其著作《抱朴子内篇》称："欲得长生，肠中当清；欲得不死，肠中无滓"，意思是说如果希望益寿延年的话，就要肠胃中清洁，没有粪便残渣。辟谷术专著《庄周气诀解》中也有一段话："其天下之人，不达其要者，但以味适口充腹饱胃，以养其性命，恐隔滋味而已；然其脏腑，长欲蒸心乱神，反资百疾，以至夭殂。"说明不懂得饮食养生的人过多地摄取食物，不但无益，反而有害，甚至引起早亡。

春秋战国至秦汉时期，随着社会进步和生产力的发展，人们的物质生活水平得到提高，特别是一些社会上层人物，开始追求衣食住行方面的享受，喜欢吃那些"膏粱厚味"的食品，并纵酒为乐，长此则健康受损。针对这种时弊，人们受道家"返璞归真"思想的影响，称那些肥甘厚味食物为"烂肠之食"，而转向天然的植物类食品，并提出辟谷的理论，在当时的历史条件下，应该说是有一定积极意义的。

所谓"辟谷"，就是脱胎自道家养生中的"不食五谷"，以期延年益寿。近年来，辟谷越来越受欢迎，身体力行者不乏其人。打开百度检索"辟谷"词条，你可以轻松检索到出自各类史料的种种传奇例子。有古人的事迹在前，今人自然更要再接再厉，将古老的智慧传承和发扬下去。

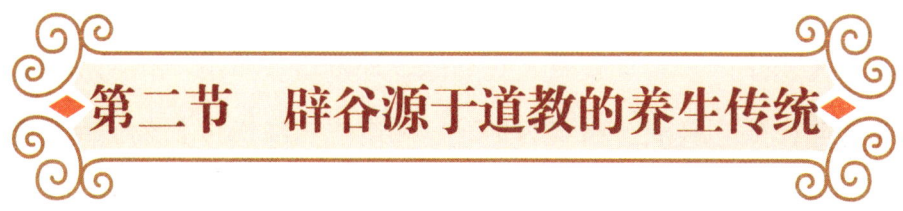

第二节 辟谷源于道教的养生传统

一、辟谷——道教的传统养生

道教创立后,承袭此术,修习辟谷者,代不乏人。

《汉武帝外传》载,方士王真"断谷二百余年(年当为日之误——引者注),肉色光美,徐行及马,力兼数人"。《后汉书·方术传》载:"(郝)孟节能含枣核、不食,可至五年十年。"曹植《辩道论》载郗俭善辟谷事,谓曾"躬与之寝处"以试之,"绝谷百日,……行步起居自若也"。东晋道士葛洪反对单行辟谷可致仙的观点(主张择仙术之善者而兼习之,尤其必修金丹),认为单行辟谷可成仙是行气家"一家之偏说",但并不怀疑辟谷术的健身延年效果。他在《抱朴子内篇·杂应》中说:"余数见断谷人三年二年者多,皆身轻色好。"并举出具体例子以证之:三国吴道士石春,在行气为人治病时,常一月或百日不食,吴景帝闻而疑之,"乃召取锁闭,令人备守之。春但求三二升水,如此一年余,春颜色更鲜悦,气力如故。"又"有冯生者,但单吞气,断谷已三年,观其步陟登山，担一斛许重，终日不倦。"

《魏书·释老志》载，北魏道士寇谦之托言太上老君授以导引辟谷口诀，弟子十余人皆得其术。又谓东莱道士王道翼隐居韩信山，断谷四十余年。《云笈七签》卷五载，孙游岳"茹术却粒，服谷仙丸六十七年，颜彩轻润，精爽秀洁"。《南史·隐逸传》载，南岳道士邓郁"断谷三十余载，唯以涧水服云母屑，日夜诵大洞经。"陶弘景"善辟谷导引之法，自隐处四十许年，年逾八十而有壮容"。《北史·隐逸传》称陈道士徐则"绝粒养性，所资唯松术而已，虽隆冬冱寒，不服棉絮"。《旧唐书·隐逸传》载，唐道士潘师正居嵩山二十余年，"但服松叶饮水而已"。其徒司马承祯亦传其辟谷导引服饵之术。《宋史·隐逸传》载，宋初道士陈抟居武当山九室岩，"服气辟谷历二十余年，但日饮酒数杯"。《宋史·方技传》载，赵自然辟谷"不食，神气清爽，每闻火食气即呕，唯生果、清泉而已"。柴通玄"年百余岁，善辟谷长啸，唯饮酒。"史籍、道书所载，不胜枚举。

二、辟谷清三虫

从上述可知，自汉至宋，辟谷术在道教内一直十分流行。道士在传习辟谷术过程中，曾写有辟谷术专著，论述与阐发辟谷诸法。《抱朴子内篇·遐览》著录《休粮经》三卷。《通志·艺文略》著录《太清断谷法》《无上道绝粒诀》《休粮诸方》《太清经断谷诸要法》《断谷诸要法》《停厨圆（或作"丸"）方》各一卷。《正统道藏》收载尤多。

辟谷术是道教用以修炼成仙的一个法术。道教的基本观点就是"无为"。其实，"无为"并非不求有所作为，而是顺应自然、不妄为的意思。即凡事要"顺天之时，随地之性，因人之心"，而不要违反"天时、地性、人心"。庄子还认为养神之道，贵在无为。《庄子·刻意》篇中有一句话说："形劳而不休则弊，精用而不已则劳，劳则竭。纯粹而不杂，静一而不变，淡而无为，此养神之道也。"

用更通俗的话讲，道教认为，人吃了五谷杂粮，尤其是乱吃多吃，会在肠中积结成粪，在体内留下太多垃圾，垃圾发酵则自然生病，轻则头疼脑热，重则要人性命。要想解决这个问题，对策就是少吃或者不吃主食。更有人认为，居青山之侧，碧水之畔，朝吸晨露，暮饮清风，可以保持身轻体健，长寿延年。

关于这点，《黄庭内经》中有这样的话："百谷之食土地精，五味外美邪魔腥，臭乱神明胎气零，那从反老得还婴？"道教还认为，人体中有三虫，邪欲而无法成仙，而它是靠谷气生存的，因此为了清除肠中秽气除掉三虫，就必须辟谷。

吕纯阳有这样一句话："欲要长生，腹中长清；欲要不死，肠无渣滓。"

三、辟谷疗法的意义

辟谷虽然不能达到长生不老的目的，但从现代医学的角度来看，

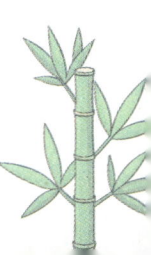

适当减少食量，空腹一段时间，确实可以清洁肠胃，对治疗某些疾病有一定作用。传统医学历来重视饮食与健康的关系，《素问·生气通天论》就已经指出饱食的弊端，如："因而饱食，筋脉横解，肠澼为痔。因而大饮，则气逆"，"饮食自倍，肠胃乃伤"。现代医学研究发现，营养过剩和不足都会损害人的健康，使人患病短寿。经常饱食，不仅会加重胃肠负担，引起消化不良，而且为了消化食物，造成血液过多集中在胃肠，易使心、脑等重要器官缺血，从而影响其功能。由于营养过剩而造成的肥胖病，还容易引发糖尿病、胆石症、代谢性痛风、心血管等疾病。而适当地少食、断食则可以预防这类疾病的发生。

道教辟谷术中其实也蕴含了现代意义的断食疗法思想。断食，即断除饮食。断食疗法就是以断食为手段来达到祛病疗疾之目的的疗法。这种疗法以人为的断除进食，来达到消耗自身多余脂肪以及溶解和排除自身毒素的目的，从而使人获得健康。不过，断食疗法是以饥饿作为代价的。饥饿，尤其是在美味丰富的情况下，主动地去挨饿，这对一般人而言，无论是从生理上还是从心理上来说，都是一件难以忍受的事情。这也是很多人明明知道断食疗法确能医治疾病，但实施起来却往往不能坚持下去的重要原因之一。

道教的辟谷术，是在辟谷之士不觉饥饿、体力精神不减的前提下，顺其自然地断却五谷，并非勉强、人为地断除。**饿与不饿虽一字之差，心理感觉却截然不同，也必然产生不同结果**。这与所谓的断食疗法有所不同，基本上是以消耗自身多余的能量(如脂肪等)作为持续生命的动力，而身体内的多余能量毕竟有限，可以想象身体内能量耗尽之时也就是生命结束之时了。而辟谷却完全有异于此。可以说，辟谷者除了运用身体内能量作为生命动力以外，还有另外的能量来源，那就是自然界之清气或者说是宇宙之气。随着修炼境界的提升，气穴经脉逐渐被打通，人与自然沟通的能力日渐增强，人从自然宇宙中摄取能量的潜能便被开发出来，人与自然的关系更加接近于"天人合一"的境界，这时人自然就进入了辟谷状态，根本就无意于饮食。

对于这一点，道家理论的一句话就阐明了它，**即所谓"气足不思食"，也就是指练功到一定境界可辟谷食气，食"天粮""仙粮"来持续生命，净化肉身，并因此可使辟谷者始终处于肠清体轻、精力旺盛的高级气功状态**。处于这种状态的人自然是身体康健之人，这就是辟谷祛病的道理所在。

与道教辟谷术相类似，佛教、伊斯兰教则有斋戒的习俗。随着现代医学的发展，西方医学家也逐渐认识到化学药物对人体的毒副作用，防病治病的途径已开始从化学药物治疗，转向求助于非药物治疗的自然疗法。据报道，尼日利亚伊巴丹大学曾举行过以"断食与健康"为题的国际学术研讨会，与会医学家普遍肯定了断食疗法的科学性。有报道称，美国、俄罗斯、日本、英国、德国及澳大利亚等国都开始研究断食疗法，并运用断食疗法来医治疾病，日本便已开设了多家断食疗法医院。其实，早在2000多年前的中国，饮食、呼吸、运动、按摩、沐浴等自然疗法就已经存在了。而道教医学养生方术中的导引、按摩、吐纳、服食、辟谷、房中、胎息、守一、存想、内丹等诸术，更是中华传统医学宝库中的奇葩，具有深远而重要的意义。

四、服气辟谷

前面我们已经讲过了，"辟谷"起源于道教。道教中的"行气"术和"辟谷"术结合在一起，就成了"服气辟谷"。道教的"服气辟谷"源远流长，直到今天，"服气辟谷"依然很流行。那么，"服气辟谷"到底是怎么回事呢？

道教及中华传统医学特别重视"气"对人体的作用。认为"气聚则生，气亡则死"，天地万物都需要靠"气"维持生命。著名的《太平经》中有这样一句话："人有气则有神，有神则有气，神去则气绝，气亡则神去。故无神亦死，无气亦死。"葛洪《抱朴子》中有一句话，翻译成现代汉语即：服药虽然是长生不老的根本之术，但如果能和"行气"相结合，那就修炼得更快了，即使得不到长生不老的药，如果"行气"使用得当，一样能长命百岁。

为什么"气"对人体这么重要呢？道教名篇《服气精义论》中有这样的介绍，人的肢体关节，本来就是用来运动的，人的经脉，是必须让它通畅和顺的。闲来无事时，就应该将服气、按摩相结合来养生。人的气血精神，是与身体一起用来保护生命的。人体内的经脉，是用来让气血运行的。

既然气如此重要,那么如何才能让气经久不竭呢?道教就提出了"服气"。"服气辟谷"的一些理论认为,生命的维持,除了食物之外,还有其他的途径,例如"服气"等。从这个意义上讲,现代人纯粹靠食物和医药养生的确有些狭隘。道教认为服气是激发体内生命力的捷径。《云笈七签》中有句话,翻译成现代汉语即:人通过导引(将服气和按摩相结合来养生,就称之为导引),可以使身体阴阳调和,促进消化,抵抗外病的侵入,还可以使气血充盈,精神旺盛。

与佛教中"身体只不过是个臭皮囊,万事皆空"不同,道教非常强调现世的幸福,强调生命的重要性。在道教里,身体是非常金贵的,所以光断食还不行,还要和其他的方法联系起来,比如服气、按摩、静思等。这种思想是被正统的中医所认可的,我国唐代名医孙思邈就十分推崇,他在《摄养枕中方》中有这样一段话:常常用两手搓面,可以使人面部有光泽,不生皱纹。坚持做5年,脸色会像少女一样红润。每次搓面的次数为14次。睡觉醒来后,要平心静气,端正坐立,交叉两手,按于颈部,目视南上方,手和脖子向相反的方向用力,使两者互相对峙,这样做3~4次,可以使人气脉流畅,邪气难以侵犯,可以避免疾病。

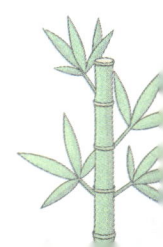

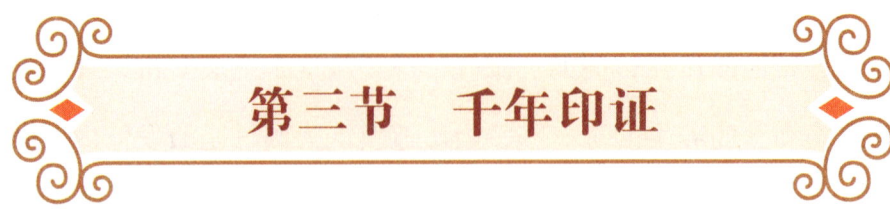

第三节 千年印证

一、中国古人推崇辟谷养生

断食不仅仅是许多宗教中所提倡的,也被许多古代的医生所认可,其中尤以中国和印度的医生为多。早在几千年前,祖国的中医学理论就指出:"血脉流通,病不得生""痛则不通,通则不痛"等,将疾病和衰老归咎于"人体气血失衡"。而辟谷则具有泻下逐水、活血化瘀、通经活络、清热解毒、滋阴降火、养血安神等功效,可以调节气血。

古今中外,辟谷悟道、辟谷意志的不乏其人。许多名人志士因此而"顿悟"。

佛教的创始人释迦牟尼,名悉达多(意为释迦族圣人),被称为佛陀(意为"觉者")。佛陀原是净饭王的儿子,为了得道成佛,他曾苦行6年,日食"一豆一麦"。最后,在菩提树下经过7天7夜的苦思冥想,终于悟得四谛十二因缘之道。佛祖的辟谷悟道,至今还在影响着他的弟子,每逢初一、十五,信徒们要"吃斋念佛"。据说耶稣、穆罕默德也都曾有过辟谷悟道的经历。

我国的老子、庄子、孔子、孟子很早就分别提出：恬淡无欲，回到婴儿状态；节饮食，养正气，轻富贵；"饭蔬食，饮水，曲肱而枕之，乐亦在其中矣"；"养心莫善于寡欲"的主张。不仅如此，他们还经常使自己进入辟谷状态。

《庄周气诀解》中有这样一句话：普天下的众人，由于没有掌握生命的要领，通常都是根据味道选择食物，以填饱肚子，维持生命。但这种做法恐怕只是尝了点滋味罢了，长期下去，它会心神大乱，滋生种种疾病，以至死亡。

西晋的张华在《博物志》中有这样一句话："所食愈少，心愈开，年愈益；所食愈多，心愈塞，年愈损。"

西汉张良晚年曾闭门谢客，专心于辟谷。《史记》载，张良在迁都关中后，"道引不食谷，杜门不出岁余。"乃学辟谷、导引养生。

北宋大文豪苏东坡认为"淡而有味""淡而轻身""淡而益寿"。曾在《辟谷说》中记述道：一人堕入洞中不能出，效龟息，"遂不复饥，身强力壮。后，卒还家，不食"。还曾在杂记中记载食阳光止饿之事。

唐朝宰相李泌经常"绝粒"养生，唐明皇也经常自行断食辟谷服气。

古人寿命平均较短，而伟大诗人白居易却活了75岁，这是很难得的，在唐代诗人中尤其少见。白居易的长寿就是得益于"休粮清肠"。他有个朋友坚持辟谷，他非常赞同，并写了一首诗："仪容白皙上仙郎，方寸清虚内道场。两翼化生因服药，三尸饿死为休粮。"他身体力行，亲自辟谷后，感觉非常好。

据说，古代的许多皇帝生病，也会被御医要求强制节食。

断食在古代一直被印度医生当作是一种重要的治病方法，并且现在还在沿用，成为一种风俗。西方的医学早在公元前5世纪就有断食治病的记录，希腊医学之父希波克拉底说过："断食可以治疗各种疾病。"据说，希腊斯巴达人之所以因勇猛而著称，就是因为他们的断食传统：他们严格实行定期断食，以训练强健的体能。

在古人看来，断食不仅仅可以养生，还可以增进智慧。因此，古往今来，无数名人经常断食，尤其是那些圣贤哲人，认为可以通过这种方式刺激精神力量，他们说："填饱的胃不能思考。"

二、张三丰、李叔同辟谷故事

1. 张三丰67岁辟谷3年，终创太极

一代"隐仙"、武当道祖张三丰，因受到明朝诸帝崇仰而屡次召请加封，成为自唐末吕洞宾以来最负盛名的"活神仙"。他是元明间盛传神龙见首不见尾的传奇式人物，时人已目为神仙。

《张三丰传》曰："张三丰，辽东懿州（今辽宁彰武）人，名全一，一名君宝，三丰其号也。以其不饰边幅，又号张邋遢。欣而伟，龟形鹤背，大耳圆目，须髯如戟。寒暑惟一衲一蓑，所啖升斗辄尽，或数日一食，或数月不食。书经目不忘，游处无恒，或云能一日千里，善嬉谐，旁若

无人……"

张三丰是一个内功高深、行踪不定、能辟谷、寒暑不侵、有轻功神行、知未来休咎、淡泊名利、脱胎神化的"高仙"。

在宋元以来道教内丹学兴盛的趋势下，得承内丹养生的秘诀大道更是当时张三丰所尤为冀望的。终于功夫不负有心人，1314年张三丰67岁时在全真道祖庭所在地——陕西终南山，辟谷3年，创立太极拳。后其成为武当派镇派之宝，集道家武学之大成，讲究太极圆转，永无止境，用意而不用力，以四两拨千斤之技使对手千百斤的力气犹似打入了汪洋大海，化于无形。

2. 弘一法师李叔同辟谷17天，身心灵化似有仙象

"长亭外，古道边，芳草碧连天；晚风拂柳笛声残，夕阳山外山。天之涯，地之角，知交半零落；一杯浊酒尽余欢，今宵别梦寒。"一曲《送别》唱到今天，激起人们多少往日情怀！这首名歌的词作者，便是我国近代艺坛上的一位杰出的先驱人物：李叔同，也就是后来的弘一法师。

李叔同（原名文涛，别号息霜，法号演音、弘一）是我国近代艺坛上的一位杰出的先驱人物，正如他的弟子——著名画家丰子恺所说，他是我国最早出国学习文艺的留学生之一；是最早提倡话剧，最早研究油画，也是最早研究西方音乐的艺术教育家之一。

李叔同原本常读理性方面的书，后来忽然对道教发生兴趣，案头常放着道藏。据丰子恺回忆，李先生经常把自己不用的东西分赠给弟子们，仿佛即将远行一般。有一天，李叔同由校工闻玉陪同，到大慈

山辟谷，断食达 17 天。他还将断食的感受详细记录于《断食日志》。这期间，他自感身心灵化，似有仙象。平时以写毛笔字打发时间，笔力丝毫不减，而心气比平时更敏锐、畅达，有脱胎换骨般的感觉。断食之后摄影留念，并制成明信片分送朋友，其照片下排印着："某年月日，入大慈山断食 17 日，身心灵化，欢乐康强——欣欣道人记。"

三、外国人的断食记载

在苏联卫国战争期间，农村中有不少奶牛因缺少饲料，饿得骨瘦如柴，当然也早已不产奶了。卫国战争胜利后，这些奶牛又得到了较好的饲养，它们不但重新长得体格健壮，而且居然又重新产起奶来。苏联的一位生理学家注意到了这一现象，并开始了研究。他找了几十只已经不再产蛋的老母鸡做试验，将它们禁食一段时间，禁食期间只喂一些某种植物熬的汤，用以抗应激反应。以后，又重新正常喂养它们。这些老母鸡竟然换了一身羽毛，叫出小鸡的声音来，并且又重新开始产蛋了。在此以后，他又把实验扩大到几百只鸡，结果还是一样。此后，他就开始在自己身上做试验，结果使自己多年的胃病不药而愈。

两千多年前，哲学家苏格拉底曾经面对繁华的集市发出惊叹："这市场有多少我不需要的东西啊！"他认为人要节制欲望，并且还认为食欲降低了人的智慧，因此，他在思考问题时，经常性地断食，他的学生柏拉图也效仿他断食。他们借着断食，更深入地体会了心灵深处的生灭起伏的念头,随着体内宿便毒素的消除净化,他们也提升了思想层次和心灵意境,断食对他们来说不仅是一种肉体的净化,也是一种心灵的洗涤,令他们获得了哲学的灵感。

古希腊哲学家和数学家毕达哥拉斯曾经到埃及学习灵性科学,埃及的大师告诉他:为了使你能了解我们所要教你的,40天的断食是必须的。

传说中的耶稣身体力行,信守素食、生食、断食。《圣经》中有这样一个故事:在一条小溪边,许多病人正遵循耶稣的教导在断食,并且伴随着祈祷,已经断食7天了。7天过后,所有的痛苦都消失了。当太阳升起时,他们看见耶稣走来。

莎士比亚曾说过:"食欲是人类心中的一匹恶狼。"因为要修炼心灵,就必须节制食欲,这位大文豪也曾多次断食。

印度的圣人甘地,一生中断食了无数次。当他70岁高龄时,还曾经一次断食70多天。

南非共和国的福斯达夫人,61岁时断食101天,是世界上目前可以考证的最高的断食纪录。

俄国大文豪托尔斯泰说:"当我们的身体成为被宰杀动物的活动坟场时,我们怎能期望这个世界能有理想的地方?"他身体力行以断食来养生,并对断食给予了很高的评价:"断食不只是健康,更是灵魂的喜悦。"

俄国科学家柴可夫说:"在我看来,这个时代最伟大的发现,就是使人通过合理的断食而变得更年轻。我已经 85 岁了，并为身体灵活而感到骄傲，我可以很容易地做以头顶地而倒立的瑜伽动作。我一天只吃两餐，每周断食 24 小时。一年内总有 3~4 次，一次断食 7~10 天。我相信人可以活到 120 岁，之所以早死，是因为饮食不当。我有完美的健康、充沛的活力，是因为我遵循了自然的法则。断食是健康的关键，它能净化体内的细胞。如果你想要身心都健康，有活力，今天就开始断食吧！"

四、古今中外的学者大多主张辟谷

古今中外的学者，大多主张辟谷清肠，列述如下：

《抱朴子》作者葛洪："长生要清肠，不老须通便。"

吕纯阳："欲要长生，腹中常清；欲要不死，肠无渣滓。"

医学博士里维尔："人类的疾病，多半是因为粪便滞留在肠内所引起的。良好的排泄，就是健康长寿的秘诀。"

哥伦比亚大学医学教授汉姆斯博士："衰老的主因，是身体中因食物而产生的毒素。试管实验证明，老年人的血液含有毒素；若能抑制人体毒素，可以延长寿命。"

哈佛大学鲁杰士教授："我们吃得越多，停留在身体组织的毒素也越多，健康的唯一方法就是少吃。"

鲁杰士教授领导下的专家们发现："人体毒素的主要成因，乃是由食物分解出来。人体晚年保护机能效力削减，毒质便由心脏、血管、神经系统、肾脏大举进袭。"

卡林顿博士："医师主要是以外表的证候为治疗的目标，但若致病的根本原因未除，则病是不会好的，这根本原因是什么呢，那就是营养过剩。一般人都摄取了远超其实际所需的食物量，人体若是能把它全部消化、吸收并排泄，则不会发生什么问题，但实际上却无法做到。于是多余的营养便堆积体内，堵塞血管，妨碍血液循环，这才是引起疾病的根本原因。要防患于未然，就必须定期地实施身体的大扫除，也就是停止食物的供给，实行有计划的断食，堆积体内的毒物自会悉数排泄于体外，而完成一次身体的大扫除。"

通过辟谷将肠胃清扫干净之后，不但增加了肠胃的吸收力，且使消化系统工作效率提高，营养吸收也跟着旺盛起来。如此一来，疾病自然痊愈，身体也便日趋强壮。

身体的千千万万细胞都有吸收营养与排泄废物的功能，如果这种机能遭受阻碍，不仅细胞会退化衰弱，同时靠着细胞所构造的各种器官，亦会随之而退化衰弱。

诺贝尔奖得主卡理罗博士早已认识到，检验体内细胞各器官是否衰老，只须查验细胞供给营养与排泄废物的功能便可了然。他把一片鸡肝浸在有营养液的液体里，该液体是可以供给营养物资又可以排除废物的。这片鸡肝由1913年起一直保持至1947年，共34年之久，丝毫不坏。所以如果我们把细胞的日常废物除去，又将细胞的营养补充无缺，那么我们的寿命，便可以达到不可知的地步。反过来说，如果细胞里的液体常是充满废物，寿命当然减短。

五、现代都市人更需要辟谷

想想我们现在的餐桌比计划经济时代过年才食肉好太多了，现在想吃什么随时都能如愿，而老一辈年轻时饿过肚子吃过苦，生怕儿女再重蹈覆辙，家庭聚餐过年过节时恐怕都是荤菜七八，素菜一二。

而我们自己面对快节奏的生活，速冻、冷藏、卤制、回锅、过夜……这些不健康的饮食习惯也成自然。

还有那些白领一族在高大的写字楼里，冷气、暖气交替，自身调节力慢慢失灵，易感冒，易疲劳，方便食品充斥肠胃，严重缺乏运动，严重缺乏蔬果，也严重缺乏与大自然亲密接触的机会……

我们的健康就这样一点一点被现代社会所侵蚀，体内沉积越来越多，心理压力也越来越大。瘦的人皮包骨、差脸色，胖的人腰腹松垮、大腹便便，满脸油光，痘痘纵横，都是身体毒素沉积过多，排不出去引发的问题！

早一天排空身体，放空思绪，尤其重要。

事实上，辟谷法是另一种对抗和驱除身体疾病而达到自愈的方法。当人体出现疾病时，消化系统就会做出反应，让身体的消化系统暂时得到休息，让身体自行排毒。

辟谷法是禅修生活中一项重要的清洁身体和精神的方式，是积极、健康的，不仅仅是用来减肥的；有些人甚至在实行辟谷法后，体重还有所增加，这是因为瘦弱的人经过断食疗法后，新陈代谢功能增强，吸收更好更快。

因此，如果你想减肥，建议你在调整自己的饮食结构和生活习惯的同时，坚持把断食练习纳入日常生活中。

孟子曾说过：欲成大事者，必先劳其筋骨，饿其体肤。那么，"饿其体肤"就成了"欲成大事"之人成就大业的一种心理和生理准备。作为普通人，不必刻意追求"成大事"。但事业的成功，健康的身体，良好的心理状态却是人人都向往的。这些伟人们的切身体验，为辟谷养生提供了一些成功的明证。但很显然，他们断食的初衷，都是为了顺应自然，顺应天意，恢复人体的本能，而并非过激的绝食。

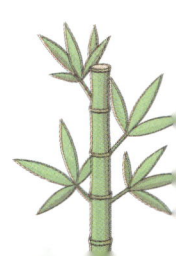

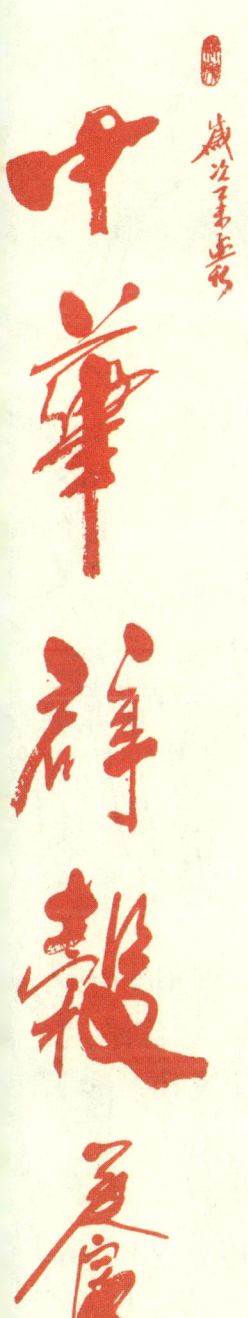

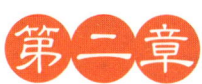

第二章
辟谷养生的原理

> 人一生实际上是个乞丐，用尽一生所有的时间，用尽自己所有的精力去向外乞讨，乞讨金钱、乞讨权力、乞讨知识、乞讨名誉，乞讨一切。
>
> ——王歌

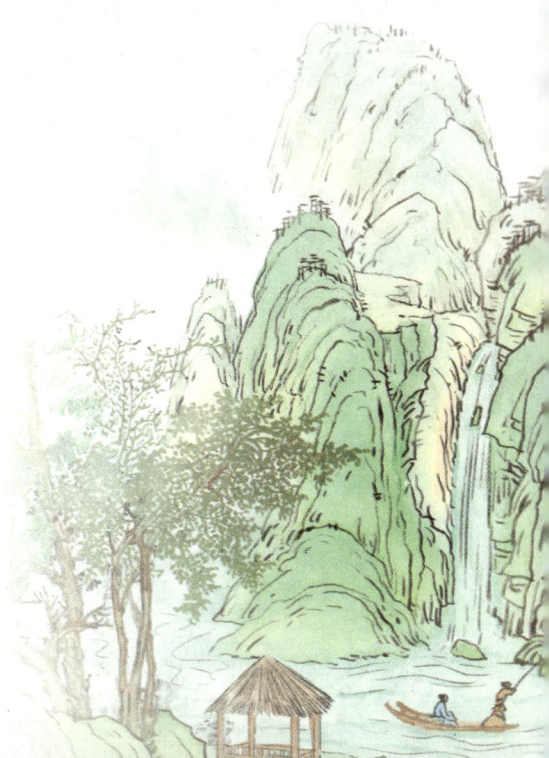

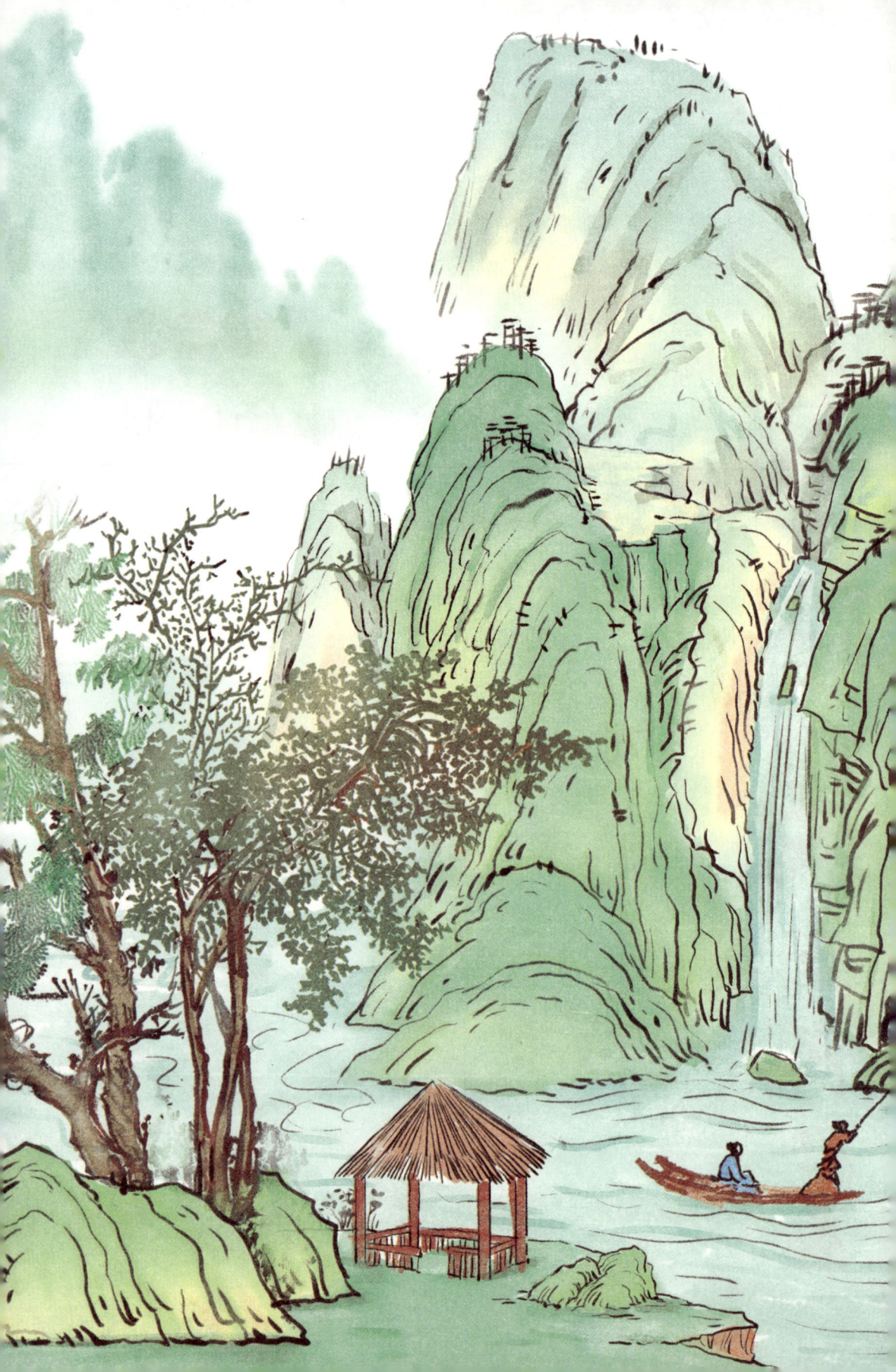

第一节　食品毒素堆积

一、食品危机无处不在

当今世界，生态环境污染、物种变异、转基因食品、农药化肥污染、各种化学污染食品等，给我们的日常饮食、生活与健康安全带来了极大的隐患。

空气里，有酒的气味、烟的气味、塑料燃烧后的气味，以及说不出是香是臭的怪味。整个夜空灰蒙蒙的看不到星星。城市里修了很多公园，可是没有人愿意散步，因为吸到的都是难闻的气味。

坐下来，想吃一顿饭，可是不知道该如何点菜。报纸上经常都有食物中毒的事件报道，关于奶粉的、苏丹红的、田螺的、黄瓜上的农药的、假酒的。如今点盘菜，有时候倒像是大义凛然似的，得鼓足了勇气，似乎在冒生命危险。尤其当听说三鹿奶粉事件、染色馒头之后，真不知道在食品方面可以相信谁。吃个饭就如同在赌博一样，碰个运气，祈祷别正好遇到。

食品安全问题已经开始引起国家的高度重视，这是好事。但是这样的事情依然时有发生，而食品安全与食品健康之间，还相差十万八千里。

在你认为最安全的地方，依然潜伏巨大的危险，学校食堂、装修后的新房、新买的汽车、盖的被子、穿的衣服、水管里流出的水、医院的针头、吃进去的药。毒素无处不在，随时可能伤害你的身体，随时让你的亲人付出代价，随时，让你不明不白陷入疾病的痛苦中。

毒素无处不在，人们个个都知道，但却都不以为意，只要不是马上致命，或者有相关媒体报道，谁也不去追究。生命如此宝贵，我们却时常让它陷入困境。

工业的进步如此迅猛，美丽的大好河山，经不起20年的人为破坏。而你的身体正和你身边的环境一样，面临困境。环绕周围的毒素，时刻地积累着，等待爆发。工业的进步远超过身体的进化，你和我的身体，都来不及识别如此众多的毒素来源，更不知道该如何排除。

人们总是容易被表面所蒙蔽。人人每天都刷牙和洗脸，把表面打扫干净，却没有意识到，牙齿每天刷都还有结石形成。那些经过牙齿进入身体的毒素，又有多少人，好好地清理呢？那些在肠道堆积了几十年的毒素，就像一个几十年存放着的垃圾桶，散发着毒气，而毒液也渐渐渗透进入血液，在全身堆积。

动物会自觉地通过冬眠，以及吃各种药草来清除体内的毒素。而人体堆积的毒素是动物的几百倍，却很少有人知道该如何清除。

毒素，随着血液流通到身体的各个器官，并在微循环的区域形成堆积，这是各种疾病的源头，如果毒素没有排除，伤害就不断地发生。就像是河流被污染后，如果不及时治理，河里的鱼无论是否运动、营养是否充足，都必然会中毒而死。

主动地掌握排毒技术，并养成定期排毒的习惯，是战胜现代越来越多的慢性疾病的关键。

二、病从口入

有些人听到很多病是吃出来的，一定会大为惊讶，或者是轻易否定或反对这种说法。也不能责怪人们对这种说法不理解或者是加以否定，因为我们日常掌握的常识是：人的生命之所以能够存在，在于空气、水和食物这几个基本条件，离开这些就会无法生存。

既然食物对人这么重要，那又为什么说有些病是吃出来的呢？

原因之一：我们吃下去的食物是要经过消化系统去消化、吸收而成为人生命运动中所需要的能量的。由于这种消化、吸收直至排泄废物的过程是比较长的，难以消化的食物其消化时间可能更长。这些东西在消化系统中存留的时间越长，产生化学变化的过程就越长，这种化学变化就不可避免地会产生一些对人体有害的毒素而被人吸收。尽管可能产生的毒素不是很多，但日积月累，终会使人出现慢性中毒症状。这也可能就是某些疑难疾病所发生之根源。

原因之二：由于现在人们普遍存在营养过剩的问题。吃得过多，消耗过少，能量自然会在人体内储存起来，于是疾病随之而起。高血压、心脏病、脂肪肝等病症似乎特别偏爱肥胖者，即为明证。

众所周知，人过量摄食会直接导致肥胖，而肥胖又是直接导致人健康状况下降的原因之一。随着人们对健康概念的新的认识，肥胖已不再被人们看作是福相、富贵的象征，而是作为一种病——肥胖病进行研究和防治了。

过度肥胖对人的危害，古人早有认识，并分析其发病病因病机，指出："脾肾气虚，清浊相混，不化精血，膏脂痰浊内蓄，而致肥胖。"（《素问·遗篇》）且后来又有理论指出过度肥胖能直接影响人的寿命："谷气胜元气，其人肥而不寿；元气胜谷气，其人瘦而寿。"（《肥篡》）

现代医学水平不断提高的今天，对摄食过度导致的肥胖的危害有了更深、更细的认识。认为患同样疾病的人，肥胖比正常体重者死亡率明显升高，有报道称某些疾病如糖尿病、胆石症、肝硬化等患者，肥胖者比体重正常者的死亡率高 2.06~3.83 倍。

综上所述，我们都明白了一个道理，很多疾病是由于过度摄食而引起的，也就是吃出来的。

饮食不当而致病之说，已逐步得到世人公认。外国学者对此亦进行了研究，并指出自身的食物中会使人产生多种疾病。比较有名的是苏联病理学家梅尼基可夫的"自身中毒"学说，并因此学说而获诺贝尔医学奖。他的理论是："大肠中粪便积聚，因而产生腐败细菌，形成有害物质，引起自身食物慢性中毒，于是发生疾病与衰老。"

医生们认为产生疾病的主因是这些在身体内聚集的毒素，而不是外来的危险细菌。只有在我们身体由于过多的秽物而变得虚弱时，细菌和病原体才能影响我们。细菌和病原体无时不存在于我们四周的空气中、我们所吃的食物中以及我们体内，只有在身体变坏，给它们机会去成长和在体内繁殖时，我们的身体才会屈服于它们。这解释了为什么暴露在相同的病菌下，而只有一些人会被感染的道理。

疾病是身体为除去阻碍正常功能的废物、黏液和毒素等所作的努力。身体必须治疗和消除所有自孩提起就聚集的毒素，而不是疾病。细察一些最普遍的病，就可说明这个事实。

既然过度饮食营养过剩能使人产生很多疑难杂症，吃也能吃出病来，又想有个健康的身体，这似乎是一个难题。人要生存，要健康地生存，总不能因噎废食吧。古代养生家在追求长生不老、得道成仙的过程中运用的一种特殊修炼方法——辟谷，为我们解决这一难题提供了借鉴。

近年来，辟谷这一古老的养生术已逐步被人们所认可乃至接受，并且在祛病健身、启灵开智等方面取得了令人可喜的效果。越来越多的人参与到辟谷养生锻炼这一行列中来。

人体辟谷之时，即中止毒素入口之日，另一方面大小肠由于蠕动量减少，容易振动摩擦肠壁，迫使折叠处长年积累的"宿便"脱落，陆续排出体外。莫要小视这一效果，"宿便"乃肠内腐败的有毒物质，毒性很大，与大肠癌关系密切，其中部分毒素易被肠壁吸收诱发各种疾病。而辟谷则以清肠健身为目的。

第二节 宿便乃百病之源

一、宿便的危害

家中的垃圾，很久不清除，便会因腐化而生出许多病菌来。同样人体中的垃圾如不及时排除净尽，也会令人滋生病痛。这种病情便是医学上所谓的"食物自身慢性中毒"。

人体中的废物有粪、尿、汗和二氧化碳。其中以粪便的危害最大，大肠是专收粪便的"垃圾箱"。若不按日清除，任其堆积腐化，便会产生毒素，变成慢性疾病的生产"工厂"。

感冒、头痛、气喘、发热乃至于高血压、糖尿病、癌症、神经衰弱等，都是这样发生的。所以中、西医都视宿便为百病之源。

因此，要想治病，首先要把宿便清除。但宿便却不是灌肠或服食泻药可以消除净尽的，唯有实行辟谷，做一次全身的"大扫除"，彻底清"仓"才能收效。肠道中滞留的宿便，通过肠内细菌产生的酶，经过几个星期的发酵、腐败后，宿便的毒素会在体内分解、消失。但是不能说消失了就可以了。因为宿便的异常发酵而产生的毒素，会被人体吸收。囤积宿便的肠道，肠内细菌群的平衡将会崩溃，有害的细菌也会蔓延开来。这些毒素被肠黏膜吸收，最后进入血液中。也就是说，会污染血液。血液中吸收了这些毒素就会引起头痛、肩酸、目眩、倦怠感等各种各样的症状，最终会引起脑梗死、心肌梗死、癌症、胶原性疾病、遗传性皮肤炎等各种各样的疾病。

二、何为宿便

一般宿便被认为是粘在大肠中 1~2 年的焦油状的老旧粪便，但实际上通过内窥镜观察肠的内部，却又几乎什么也看不到。因此，很多大肠方面的专家也不能确定它是否存在，对一般的医生来说对此根本就不关心，或者是从头脑中就否认其存在。

那么，宿便到底是什么呢？其实宿便不是像一直以来所说的老旧粪便。因为粪便是不可能粘在肠壁上 1~2 年的。肠内栖息着 500~1000 种细菌，每 1 克粪便中就包含着将近 1 兆个细菌。这些细菌连续不断地产生酶，分解大便。而肠道黏膜已大约每 3 天一次进行"更新换代"，因此，肠壁不可能始终都有粪便存在。

听了这番话，你可能越发不明白宿便的原形到底是什么了。但是客观事实是，身体里残留着不能排泄干净的粪便。

这一点可以从辟谷的人都会排泄出连本人也觉得吃惊的大量的粪

便这个事实中得到确认。辟谷一星期，宿便就会被完全排出，且排出量少则 360 毫升，多则 1800 毫升。就是说虽然什么也不吃，但是却排出了粪便。

不仅是左侧直肠的周围，右侧胆囊下附近感到不适的人也有！这些地方正积存着宿便。特别是像下述这些人，这种倾向很强。

1. 有便秘倾向的人，肯定是积存了宿便。由于肠道蠕动低下造成了便秘，不能排出体外的残留的粪便就是宿便。

2. 饮食过度的人，即使是肠胃结实、每天排便顺畅的人，如果长时间持续饮食过量也会引起肠麻痹，积存宿便。虽然比起肠胃虚弱的人更不容易积存宿便，但是每天都饮食过量的话，积存宿便是肯定的。

你也许觉得因为每天规律地、顺畅地排便，所以就不会积存宿便，但是过量饮食的结果一定是积存了宿便。

3. 有腹泻倾向的人，也许觉得经常腹泻的话，粪便能够排出，因此应该不会积存宿便。但其实相反，腹泻的人和便秘的人一样，甚至比便秘的人更多地积累了宿便。因为肠胃的消化力减弱，所以才导致腹泻。当然，由于排泄力也减弱了，所以不能排出的粪便就形成了宿便。

4. 虽然苗条但饭量大的人，在电视中得到快食冠军的人，很多人都是虽然吃了很多，但是体形很苗条。你也许会觉得这样的体形应该不会积存宿便吧！但其实是积存了很多宿便的。

据说，他们在一场比赛结束之后，就把吃的东西全部都吐出来，然后再期望着下一场的比赛。动物性食品所含的脂肪，在肠内腐败，是成为积聚宿便的最大的原因。如果要问为什么，那是因为肉类含有大量的氮，在肠内氮会变成硝酸，致使肠内的有益菌减少、有害菌增加，使肠内环境恶化。

鸡蛋内含有硫磺，硫磺会变成硫化氢，硫化氢也会成为肠内环境恶化的原因。

过多地食用肉类的另一个危害是，肉类容易在肠子里腐化。由于肠内的腐败物质而产生了胺类。这些胺类会扰乱肠内的细菌群，使有害菌加速繁殖。如果肠内细菌群被扰乱的话，就会引起各种各样的疾病。另外，分解肉类中所含的脂肪成分就会分泌多余的胆汁酸，这些胆汁酸进入大肠会成为引发癌变的物质。偏好肉食的饮食习惯容易患大肠癌，就是这个道理。

而且据肠专科医生和外科医生说，我们的肠道通过内视镜观察，无论是谁多多少少都能发现有粘连（指本应该分开的组织、脏器相互之间部分黏着在一起）的现象。

另外，通过手术将内脏的一部分全部切除的情况下，一般会引起脏器和脏器，或者是脏器和腹膜之间的粘连。除手术以外的大肠粘连外，过多食入超过肠胃处理能力的食物是肠粘连的主要原因。持续食入超过肠胃处理能力的食物，就会引发大肠黏膜的炎症和糜烂。另外肠胃的伸展、下垂、横向扩展，都会由于稳定性不好而引起粘连。发生粘连后，肠道就会变形，变细或者扭转而使食物的通路受阻。因此，食物残渣（吃下去的食物剩余的渣滓）被挡住，而作为宿便停滞在肠道。

如果大肠继续发生粘连,那个部分就会像气球一样横向鼓胀,引起肠麻痹,使肠部无法动弹。于是,便陷入了肠蠕动不能充分进行,宿便更多地淤积这样的恶性循环当中。

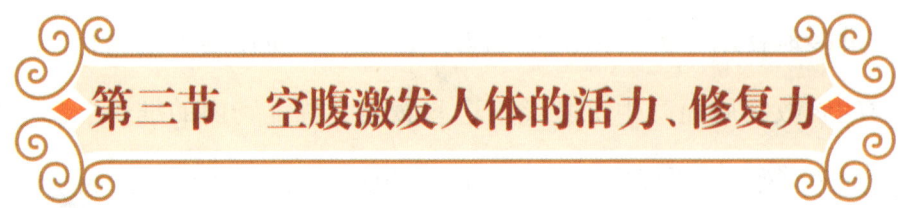

第三节　空腹激发人体的活力、修复力

一、空腹激发人体的活力

断食,就是一种给予身体刺激和压力,激发身体活力的手段。适当地饿一饿,身体的各个部位会更加高速地运转,去消耗储存的能量以维持生命。所谓"习惯成自然",当身体习惯一日三餐时,身体对这方面的刺激反应就会减弱,甚至忽视。而一旦习惯被打破,食欲自然增强,与之相应的消化系统反应也会增强,身体自然活力大增。身体自身的潜能将得到发挥,并自动调节,帮助身体恢复到平衡、健康的状态。

基因的研究正在进步,其中重要的一个课题就是:寿命的延长。基因的阐明正在推进,如果活用它的话,长寿到150岁、200岁应当都不是梦想。

但是，作为确实能够延长寿命的方法，被广泛认同的是"吃饭只吃八分饱"。很久以前，作为长寿的人长生的秘诀之一，必然会提到"养成吃饭吃八分饱的习惯"。在动物实验中，有很多限制饮食而延长寿命的数据。

康奈尔大学的马克伊拉小组，用超低卡路里的饲料饲养大黑鼠，33%的黑鼠都成功地延长了3~4年的寿命。另外，在老鼠实验中，以一周为单位，将卡路里的摄取量从40千卡到120千卡呈阶段式地增加，随着实验的进行，其平均寿命和最大寿命都明显降低。

美国的研究所对与人类相近的动物罗猴（平均寿命在40年）进行了长期的饲养实验，其结果确认了如果罗猴食用低卡路里的食物，可以延长寿命。

节食就能够延长寿命这一点，日本九州大学心理治疗内科的久保千春教授所进行的动物实验也得到了确认。

为什么限制卡路里就能够延长寿命呢？

其理由之一是由于减少了饮食量，体内活性氧的制造量减少了，活性氧的损失也降到了最低限度。据报道，美国国家衰老研究所的分组研究当中，因为使用低卡路里的食物而延长寿命的猴子具有：①体温低，②血液中的胰岛素浓度低，③被称为DHESA的血液中的类固醇降低缓慢。

从以上实验可以看出，节食疗法成为了在现代医学研究中被承认的、能够实现长寿的饮食疗法。

二、空腹激发修复力

现代科学在治疗肿瘤方面正逐步向辟谷疗法靠近。1993年美国路易斯安那州新奥尔良图兰大学的研究人员跟踪研究了23名食用适度低热量、高纤维食物的胰腺癌患者,结果发现,这些患者一般能活一年半,而那些不改变高热量饮食习惯的人只能活6个月。1998年,马里兰州贝赛斯达美国全国癌症研究所的科学家发现,肥胖和高热量饮食增加了得胰腺癌的危险。最近,以色列科学家戴维·艾克勒提出了一种"饥饿疗法"。他认为,在能量足够的情况下,尽可能吃得最少,有可能帮助癌症患者饿死他们的癌细胞。实验表明,这种疗法确实对一些患者有效。

我国中山医科大学附属医院顺利完成了"新型中医禁食辟谷法安全性的实验及临床研究",标志着禁食疗法在国内的临床应用和研究已经走出了坚实的一步。

在德国留学的秦鉴教授发现欧洲的禁食疗法与中国的传统"辟谷"十分相似。回国后,在开展禁食疗法的准备过程中,他听到许多对禁食疗法的质疑声,如会不会发生低血糖、饿死人?会不会因饥饿而导致胃溃疡?会不会出现水电解质紊乱?禁食者能否真的耐受5~7天的饥饿?鉴于此,秦鉴教授决定从最基本的安全性和依从性着手,用一系列客观的数据来回答这些质疑,并将此作为研究生的研究方向。

通过几个月的临床观察,征募的21例志愿者均完成了共5天的禁食。禁食期间大部分志愿者在第 2 天即开始出现一定饥饿感，第 3 天饥饿感较为明显，第 5 天饥饿感基本消失，也有一些患者 5 天内根本没有饥饿感。禁食后大多数志愿者舌苔较前增厚，少数志愿者有乏力、头晕、头痛、胃部不适、腹胀、反酸、口味变淡等不适。21 例志愿者生理指标大致在正常范围，所有志愿者禁食的第 2 天尿中出现酮体（饥饿性酮症），禁食后血尿酸水平反应性升高；血脂较前反应性升高；有 15 例志愿者禁食期间胆红素水平一过性轻度升高。当恢复正常饮食后，血尿酸和胆红素水平迅速降至正常范围。3 周后复查血脂，部分志愿者高密度脂蛋白胆固醇明显高于禁食前，且伴有低密度脂蛋白胆固醇的明显降低。禁食过程中没有 1 例出现低血糖、消化性溃疡出血和严重的水电解质、酸碱平衡紊乱。禁食过程中仅有 1 例志愿者因不能耐受饥饿而额外加餐，一次加餐食物量较少（约 50 克）。绝大多数志愿者对饥饿的耐受性良好，没有 1 例因不能耐受禁食中出现的不适而中途退出。

禁食期间志愿者生命体征平稳，没有发现严重不良反应事件。禁食后所有志愿者体重和腰围明显降低，其中男性体重平均减少 3~5 千克，女性体重平均减少 2.5~4 千克，另外，禁食疗法对血糖和血脂代谢也有良好的调节作用。

因此，禁食疗法对心血管病危险因素的预防和控制具有积极的作用。以上结果显示，禁食疗法具有很高的安全性，没有严重的副作用，在严格掌握适应证和禁忌证的前提下，可以在临床上应用和推广。

史书记载辟谷之人非常多，辟谷时间或几月、几年甚至几十年，其中难免有夸大不实之处，但也非子虚乌有。1988年1月7日《人民日报》第三版以《麻城农家女十年粒米未进言行自如》为题，报道湖北省麻城市熊家铺区月形塘村25岁姑娘熊再定，15岁时突染重病，生命垂危，脱险后即不复进食，至今已10年粒米未进。令人惊异的是，她染病卧床8年后，竟能独立行走，谈笑自如，且能做些家务。这真是人间奇迹。如果当今科学能对之作出解释，将个中原因弄个明白，这对人体科学、现代养生学将有巨大的贡献。

为什么辟谷在恢复身体健康方面会有如此强有力的效果呢？辟谷能用系统的方式溶解受损的细胞，而保留健康的组织。其结果是对血管膜和细胞结构的一次彻底净化。断食时，身体对营养素有一个显著的重新分配。当老旧的组织、毒素和劣等的物质发生分解代谢时，它能够紧紧地抓住宝贵的矿物质和维生素。

身体的每一个细胞都是一个有着自己新陈代谢的完整的活体。它们需要氧气和充足营养的不断供给。当由于营养缺乏、缓慢的新陈代谢、少活动的生活、吃得过多和随之发生的对食物吸收力的减弱及消化不良、缺乏新鲜的空气、缺乏足够运动和休息的时候，人体的细胞会开始退化，细胞更新和重建的正常过程会慢下来，身体将开始老化，对疾病的抵抗力会减弱，使身体变成"不健康的"。

在自然界，动物在它们有病或受到伤害的时候会自然地禁食，当我们生病的时候，我们的饥饿感也在减弱。如果我们不是撇开这种自然的禁食方式，而是顺其自然地接受辟谷的方法，就会发现我们可以缓解甚至治愈上述"不健康的"状况。

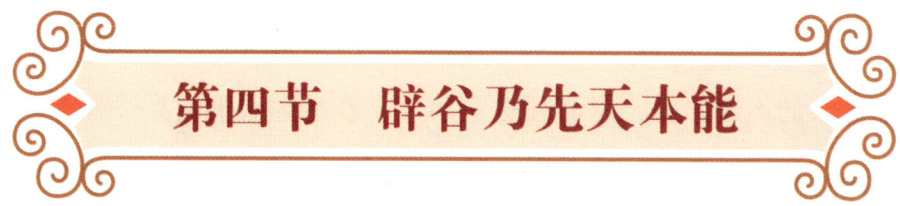

第四节 辟谷乃先天本能

一、断食能力天生具备

青蛙、蛇、龟等这些冬眠动物在冬季3~4个月里,完全不摄取任何食物而做冬眠断食,它们不但未因此而死亡,反而无形中增强了它们的抵抗力,这是它们健康长寿之本能。人类作为自然界的一分子,也具备断食的能力。

科学表明:72小时是救援的黄金时间。也就是说,人在3天3夜不进食的情况下,是没有生命危险的。人在不吃饭的前提下,真的只能活3天吗?

我们看看下面的故事:在2009年,湖南的一位农村妇女,跟丈夫吵架以后,本想到后山去走走、散散心、消消气,却不小心跌落到一个十几米深的山洞里。

山洞里,四面都是陡峭、光滑的石壁。因为求生的欲望,她不断地向上攀爬,但不论怎样也爬不上去。没办法,只有在山洞里不时地

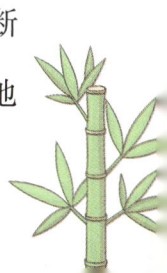

发出呼救的声音……就这样，一天一天过去了，她想到了死亡，想到了放弃，并且自杀过但没成功。但每当她想要放弃的时候，都会想到她的孩子，不想让自己的孩子成为没有娘的孩子。另外，在她想要放弃的时候，还常常仿佛听到她孤独的、年迈的老母亲在呼喊她。一听到老母亲的声音，就不忍心死去。后来，在她睡着的时候，做梦吃很多东西，吃得饱饱的，醒来也就不觉得饿了。

在洞里，唯一的补给就是下雨时，用手蘸点石壁上的水吮吸。但她心里一直存有为了孩子、为了老母亲，一定要活下去的信念。当她被发现救出来时，她已经在山洞里呆了整整 23 天！

23 天，一个普通的生命能够存活下来。

类似的故事经常见诸报端，2005 年，巴基斯坦的一位妇女，在地震中被埋 60 多天，被救出来时呼吸还正常……

他们，给我们什么样的启示呢？

至少可以说明一点：我们对于生命，有太多的东西还不知道；换句话说，我们人类对自身生命的认识还很肤浅。

二、人体是一部能自动修复的"机器"

人体是一部能自动修复的"机器"，诸如人体的免疫作用，肝脏的解毒功能，细胞的新陈代谢，各种体液的杀菌作用等，都是保卫生命安全的天然设计。

人体约有六千万亿个细胞，每一个细胞的结构都比一个工厂复杂。就拿肝脏来说，它是人体内最大的脏器，有贮存养分和解毒功能。但是若因手术的需要而切除 2/3，其残余的部分，仍能担负全部的工作，而且不久之后，还会再生增殖恢复原状。所以生命的潜能，实在雄厚得难以想象。

一切内外科的治疗都是以人自体的自然疗能为前提的。例如：医生在替病人动手术时，必然相信缝合伤口可以自然愈合，才能安心地动手术；如果伤口不能愈合，外科手术也就无法进行了。内科也一样，大部分的疾病患者都需要躺在床上休息，放松心情，解除精神上的压力，并维持正常的体温，自然疗能便会充分发挥功效。此时服用药物，只是帮忙减轻症状而已。最后治好病的，还是靠病人先天具有的自然疗能——人体先天的抗病和解毒的功能。

目前的医学，不明原因的疾病仍多，事实上在医学上是绝症的病症，对人体的自然疗能来说，绝对不是绝症。否则，人类恐怕早就绝种了。

日本国立营养研究所生理部主任高比良英雄博士认为，新陈代谢后滞留于体内的废细胞残留是人类生病和衰老的主因。断食会破坏有病的细胞，使之悉数排出，等于洗净体内各脏器而重新改为新生的体魄。

美国马克欧义博士说，疾病的根本原因是含有病原物质的血液充积于身体组织内所引起的。断食可以将这些病原物质排出体外，使病痊愈。

以上各人观点虽然不尽相同，不过断食可以引导人体的自然治疗力的结论，则是完全一致的。辟谷是人人具备的能力，实行断食，由于极度限制了生活能量,以至于相反地形成了一种反作用的潜力,一旦进入断食后的补食期,就会突然发生反驳力,极度促进新陈代谢的作用,征服疾病而恢复健康。

文明的人类,平日勤于用脑而疏于运动,长年积累下来,自然疾病丛生了。如果每年都能够有意识地进行辟谷,就会保持健康。

三、人活一口"气"

谈及辟谷,许多人不能理解的是不吃食物营养从何而来?这和营养学所强调的"营养均衡"岂不相互矛盾?民以食为天,不吃活着还有什么意思?这些问题的产生归根结底源于对辟谷实质内涵的一知半解。

中国有句古话:人活一口气。"气"为何物?我们无法去描述它具体的形态、大小、色彩,但它却是我们公认的人类生存的要素之一。"生命在于呼吸之间",可见气对于人体生命的重要性!

其实,辟谷是人的一种本能。自我辟谷的过程,即是返璞归真,回归本元的实践过程。人生缘起于无明,胎儿在母体内生长发育所需营养来源于脐带的供给,胎儿在羊水的世界里头朝下倒立着生活10个月之久,不会被羊水呛到,也不会因不吃不喝而有生命之忧,脐带成了连接母体与胎儿唯一的通道。可当新生儿发出第一声啼哭,剪断脐带后,就开始了"改头换面"的新生活:离开羊水的世界,学习着直立行走,从食物中获取生长发育所需要的营养……人体先天具有的本能在后天的生活中渐渐消失。人的生长过程变得如花儿一般地娇嫩:

遮风避雨、"浇水施肥"、温室呵护……尽管如此，"花期"仍不如人们所期望的那般美好。

人活一口气，节省可延年，生命在于呼吸之间。少言语养真气，戒色欲养精气，咽津液养脏气，莫嗔怒养肝气，节饮食养胃气，少思虑养心气。"气"者食也，"食"之气也。气为血之帅，血为气之母，气血充盈则身体康健。故人中有气，气中有人。但人们往往相信眼见为实，而忽略无形之物的存在。如空椅子放在那儿，肉眼看到的只有椅子，别无他物。其实不然，有气的存在。但若人坐上去后，气与人的位置便发生了变化，气被排出椅子之外，人占居了气先前所拥有的位置。当人从椅子上离开后，椅子上又自然被空气填满，但是这个主动填充的过程也是肉眼看不见的！虽然肉眼看不见，但这个动态的过程却是真实存在的。人体也同此理，人在气中，气在我中，天人合一，气为我用，描述的就是这样一个状态。

常人通过从食物中获取营养物质满足身体各种需要，食物进入人体后，经过新陈代谢，不但产生垃圾和毒素，还会占据气所在的位置。道路交通拥堵备受关注，但人体垃圾和毒素的堆积对人体造成的危害却往往被人们忽视。随着生活水平的提高，诸如高血压、高血脂、高血糖、癌症等现代文明病也如影随形地改变着我们的生活。营养过剩产生的垃圾和毒素如堵在路上的汽车，堆满人体血管和消化道！而辟谷食气的过程，就是在断绝有形食物来源的基础上，对人体进行一次彻底的清理、净化和排毒！

辟谷食气的原理和椅子上人与气的交换关系一样，当人体摄入有形的食物后，占据了气存在的空间，气自然存在于体外；而通过辟谷，体内的毒素和垃圾得到彻底的清理净化，气自然进入体内完成主动填充的过程，这就是在服气辟谷的过程中机体感觉不到饥饿的根本原因所在。这个过程是当机体功能达到一定层次后自然实现的。

服气辟谷是通过一定的方法，将人体先天所具有的功能激活，恢复原有的无形营养渠道，使其与后天所形成的有形营养通道相结合，变单一的营养供应渠道为有形与无形并用的双通道，使人们从传统的单一食用有形的动、植物以获取营养转变为同时又可以直接从宇宙中获取无形的能量物质，以更好地满足人体生命活动的需要。

正如万物生长靠太阳，太阳赋予了万物生命，宇宙中的万物在太阳的滋养下获取生长所需要的各种营养，这些营养物质同时存在于动、植物体内，而人通过食用宇宙中的万物获取人体生长发育所需要的营养物质，以维持生命。而辟谷是去掉了这些中间环节，让人体的生命直接与宇宙对话，直接汲取宇宙能量精华及营养，以满足人体日常生活的需要。这就好比直销去掉了产品的中间流通环节，让消费者直接与厂家联系一样。

辟谷真正地实现了天人合一，和宇宙同频共振、祛病健身、延年益寿的目的。

激发人体潜在的本能，调动人体内潜在的功能疗疾健身，有着不可估量的现实意义。人体自有大药在，药在人体已千载，返璞归真回本源，逍遥养生延年在。让我们顺应宇宙生命规律生长休憩！

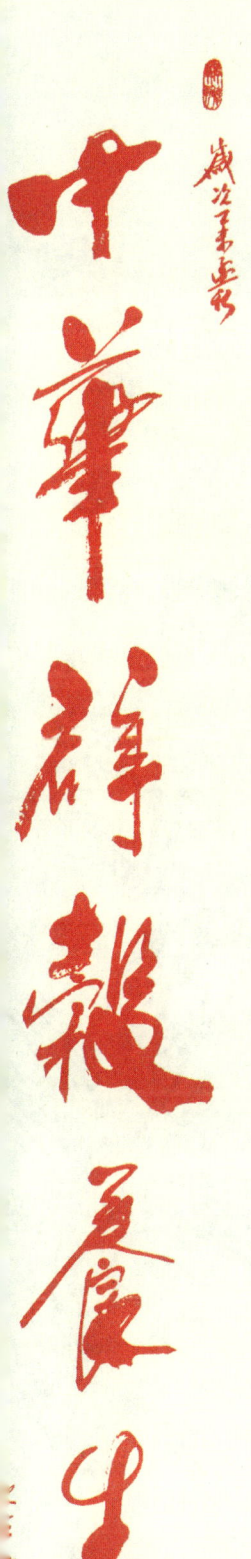

第三章

辟谷可以让你脱胎换骨

如果你是狮子,别人骂你是狗,你不会真的变成狗,故不用为此而生气。如果你是狗,别人赞叹你是狮子,你也不会真的变成狮子,故不必为此而生喜。

——王歌

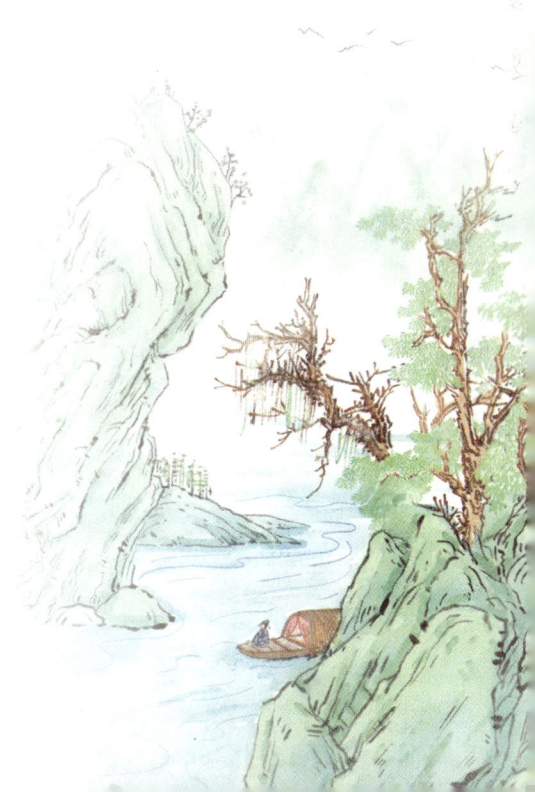

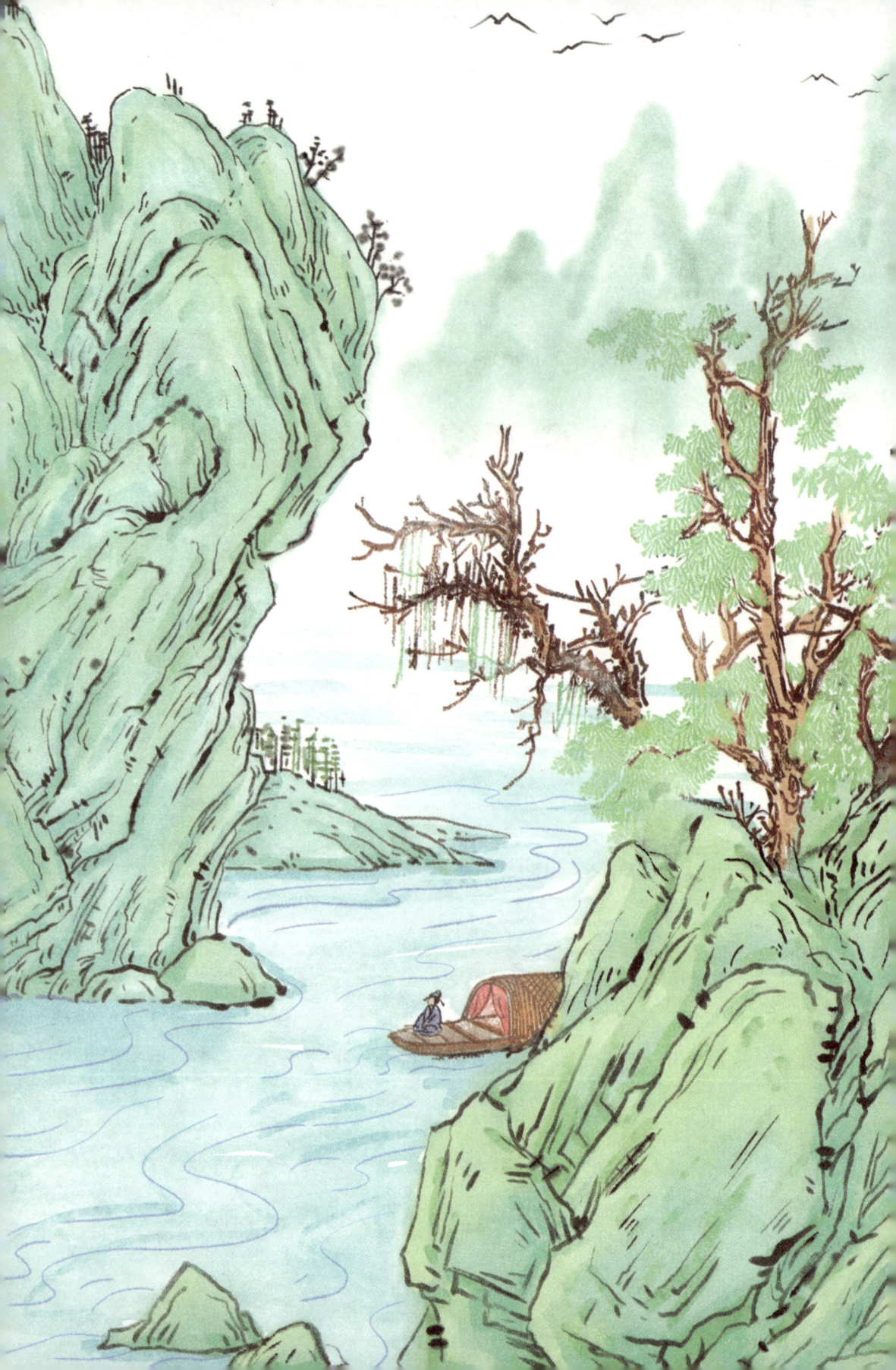

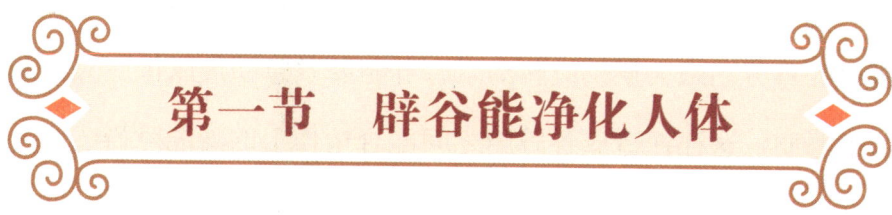

第一节　辟谷能净化人体

辟谷能净化人体，有利于疏通人体经络，提高和改善整个机体脏腑功能，有效治疗多种疾病。特别是对高血压、糖尿病、肝炎、哮喘、脂肪肝、类风湿、老花眼、老年性近视、鼻窦炎、肠胃炎、肥胖症等，有很好的疗效，上述病患经过一个短期或中期的辟谷，绝大多数都能取得显著的效果，或彻底治愈。如能坚持运用辟谷术，定期辟谷清理净化身体内脏，不但能巩固疗效，而且还能延年益寿。

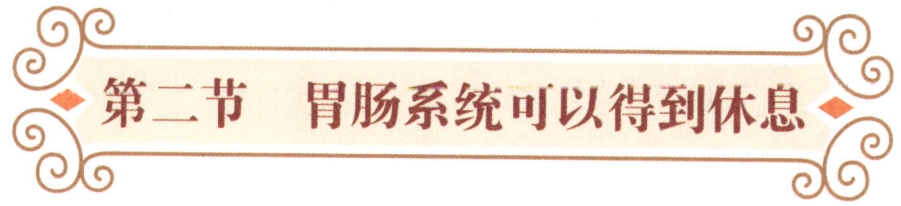

第二节　胃肠系统可以得到休息

由于一日三餐和更多的饮食量，大大加重了肠胃的消化和吸收负担，使肠胃处于日夜不停的工作状态，导致疲劳和功能减退，甚至出现消化系统紊乱的病症，同时也引起其他内脏的负担。为了支援肠胃，心脏要加快搏动，大量向胃部供血，肺部要加快呼吸来向心脏供氧，胰脏要加重劳动来大量供应胰岛素，肝胆要紧急动员以供应大量胆汁去分解脂肪，这往往造成各脏腑之间配合运作上的功能障碍、紊乱、衰弱和损坏。大吃大喝的肥胖之人气短、气促就是这样引起的。

　　辟谷截断了食物的来源，为肠胃提供了前所未有的休整机会，清扫干净了肠胃中的陈年废物，使得血液循环畅通起来。这样一来，能大大地加强肠胃的消化效率和吸收营养的能力，使衰弱或病变的器官得到有效调整，并恢复其分泌功能。所以辟谷，第一个获益者应是肠胃。

　　肠胃系统，在身体中的重要性，此处不必再说。作为一座既是机械加工厂，又是化工厂的肠胃系统，伴随着人的生成到生命的终结全过程，是一部从不停歇的永动机。试想一想，人是一个生命，细胞是一个生命，肠胃也是一个生命。可否让他们也像人一样可以有个休息、调整的机会？

　　通过辟谷，人们可以让从来没有享受过休息待遇的肠胃系统得到休整。在整个的休息过程中，肠胃系统自身会进行检查、修理、调整、维护、修复、再生等一系列的胃肠功能强化处理。使得整个胃肠系统，马力强劲、功能持久，以达到胃肠系统的高效养护。

第三节　清理宿便　美容养颜

宿便是人体肠道内一切毒素的根源。"一日不排便，胜抽三包烟"。肠道内宿便就像腐肉，又臭又脏，宿便所产生的大量毒素被人体吸收后，将降低人体免疫力，诱发各种疾病，严重危害人体健康!

宿便产生的毒素被肠道不断吸收，通过血液循环到达人体的各个部位，导致女性出现面色晦暗无光、皮肤粗糙、毛孔扩张、痤疮、腹胀腹痛、口臭、痛经、月经不调、肥胖、心情烦躁等症状。

我们的身体充满毒素，吃太多产生酸的食物（肉类，精制食物像大米、面包、白糖、甜点，油腻和油炸食物，过多的蛋白质等），特别是饮食过量，使身体变得偏酸性，容易引起许多疾病。

我们所吃的方便食物中被加入防腐剂、色素、香精等化学物品，使我们身体增加更多毒素。我们每天在城市中所吸入的工厂、汽车的废气，煮饭的煤气，以及服用大量的药物，使我们体内毒素更多。这些有毒的废物，有一些会经由肾脏、肠或流汗时由皮肤排出体外，但是更多的毒素会紧附在细胞、器官、腺体、动脉或静脉上，而在血液中流动。这些毒素不容易排出，易引起人体机能失调，诱发各种疾病。

通过辟谷，可以有效地使肠道彻底清洁，并排出人体积聚的毒素，从而恢复肠胃的功能。

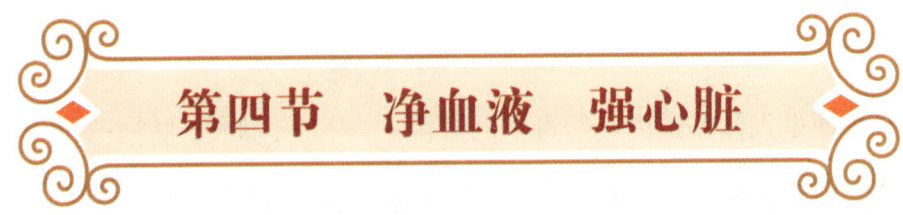

第四节　净血液　强心脏

在辟谷过程中，胃肠系统得以调整、清理，宿便、毒素得到清除。通过血液系统输往全身的营养物质得到提纯。

辟谷对心血管系统的疾病疗效非常显著。可以把心脏、脑部、全身血管内的脂肪及胆固醇"燃烧"掉，消除了血管的阻塞现象，血液因而得以在身体内通行无阻，故其对治疗心脏病、高血压、低血压、动脉硬化、脑血栓、糖尿病等有奇效。据国家卫生部统计，中国患高血压人数约占总人口的十分之一。有了健康强壮的心脏，有了通畅的血管，就能把大量的新鲜血液和氧气输送到全身各组织，就能确保身体各器官的正常工作，从而产生维持生命所需的各种营养和能量。所以，只有心脏健康，才能长寿。

在辟谷状态，肠胃系统率先得到调养；继而，整个新陈代谢系统得到调整；血液系统循环增效、血液质量提高；五脏六腑的机能、功能得到改善；骨骼系统、肌肉系统、筋膜系统得到改善；大脑、神经中枢系统得到改善……

然而，这一系列的调整、改善，都是在无声无息中进行并完成的。因为，当外来压力、负担减小时，他们就会抓紧修复、改善各组织、各器官、各系统的细胞提升其再生能力。这样，各大系统的功能自然得以调整。体内和血液里的脂肪（如三酸甘油酯）及胆固醇都逐渐被燃烧、排除，血管就不会被阻塞，血液因而得以在体内通行无阻。如此一来，所有与心血管有关的疾病，如心脏病（冠心病）、高血压、高血脂、动脉硬化、脑血栓、脂肪肝、糖尿病等都可以获得改善。

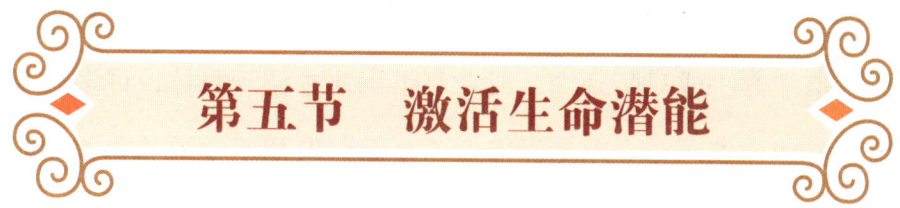

第五节　激活生命潜能

经过断食，我们可以体验到生命的潜力是很大的：生命的持续，精神的因素实比生理的因素更重要。俗语云："哀莫大于心死。"意思是说假如一个人对此世间感到真正绝望了，那么他的生命也将随之丧失。

断食中虽然体气日渐衰减，但精神力却相对增强，利用有限的体能维持生命，这样所带来的结果，却令我们意想不到。今天很多人太过重视饮食的营养，对自己的身体爱护照顾得太过分。一天不吃饭，对他们来说几乎是大事，结果却并未因此显得更有活力，寿命也不见得延长。

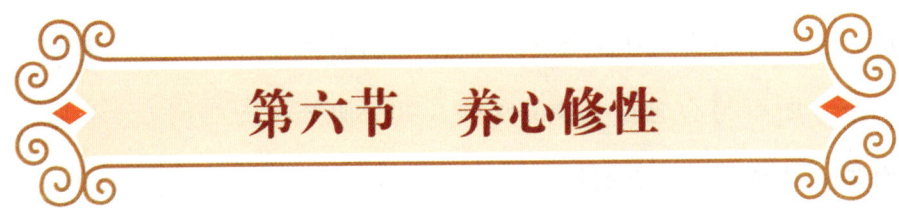

第六节　养心修性

现在许多人无法理解养生的核心，对养生怎么养比较盲目；通常他们只追求方法或只听理论，或者有了病才去调理身体，许多人不大知道什么叫"养心"。即使知道保养身体，但却不知道养心养性的重要性在于自身的能量场提高，只有能量增强了，正气才充足，才能达到少生病或不生病的健康状态。

而今社会竞争日益激烈，生活节奏加快，于是心理失衡、精神出偏差的人越来越多。辟谷养生可以还你一颗宁静的心、健康的身体、迷人的身姿。

辟谷养生就是辟开五谷杂粮不食，以吸收自然能量，通过平心静气，平衡心理，清除体内湿气、垃圾，修复坏损的功能，以达到身强体壮，延年益寿的目的。人的心灵也需要有精神食粮来滋补，也需要不断放松自己，不断吸收自然能量，平衡心理，精神内守，才不致气血紊乱，能量不致消耗过大。辟谷训练中就是让人放松身心，保持内心安静，做到快乐安详，这就是养生的核心内容。

辟谷养生虽然没有通过进食吸收能量，却是内聚能量，在养心状态下，精气神不致外散。这种内能量表面是看不见摸不着的，但若能懂得调摄、疏导、修养，不仅可以化解错综复杂的人事纠纷、顾此失彼的重重矛盾，而且还可以把自己心里的委屈、无奈、失落、伤感、惆怅、焦躁等消极情绪化解开来，让自己心胸开阔，不再因为各种压力而导致心理崩溃。

人生许多烦恼往往就因为"想不开，看不开，比较迷惑"。静心之后，心胸开阔、从而调动人体的潜能和智慧，自然能破除迷惑，"想得开，看开了，想明白了"，就能理智地处理好事情。如此，烦恼大大减少，心绪宁静，内心清静。这样从根源上解决了心理问题，而不是等到消极情绪积聚到无法承受时才去想办法发泄。

辟谷是通过静心吸收能量，提高精神境界，涵养内心，提升心灵境界。中国的文人墨客无不对老庄哲学、佛道玄理沉浸颇深，因为他们通过辟谷或静心，觉出了世俗纷争的一切都是虚幻所致，都是镜花水月，所以他们往往退隐修养身心，无牵无挂，逍遥度日，在清寂简静中谈玄冥思，参禅悟道，对人生万象做全方位的深层探索。这样，他们的心思当然就不会被一些琐事俗务牵挂纠缠，而且自然觉得安静、清闲、快乐。烦恼大多来自于得失成败，心灵境界提高后，这一切就微不足道了。

养心修性到了这一境界，自然内心更加沉静，也自然去探究"心"中的世界以及自然之外究竟是怎么回事。最后发觉，原来所谓的"心"是由一个个念头组成的。"心"中时时刻刻翻腾着无数念头，此起彼伏，有生有灭，瞬息万变。一般人总是被心中的念头牵着走，善于养心者则知道化被动为主动，做念头的主人。看开事情的本质，如名利、得失、成败，这些东西其实都是身外物，一切如浮云，不会动荡心神，逐步做到控制自己的念头，不让它们肆意妄为，泛滥成灾，进而驯服它们，让它们乖乖地听从调遣。久而久之，渐渐练得纯熟，就像浑浊的水经过沉淀变得清净，到此时人也就有修养了，心灵境界自然提高了。此时，不仅心里烦恼少、清静，而且还有较强的自我控制力，对世间许多事都会不在意。

辟谷后因为身体得到净化，视力、听力、嗅觉、味觉等五官的末梢神经变得更加敏锐，因而头脑清醒、思想灵敏、精力加倍、增智开慧；再假以时日，还有助于开发生命潜能，使人心智超脱、心灵升华，达到天人合一的境界。

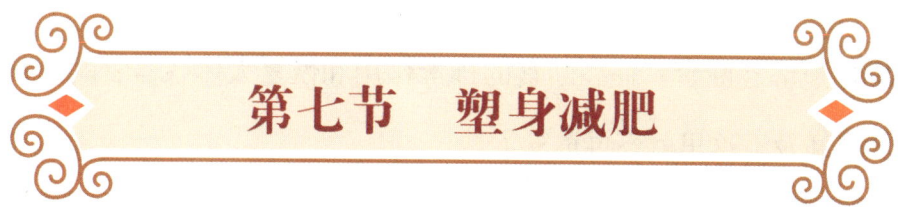

第七节　塑身减肥

辟谷和断食，从医理、生理和心理的角度来看，减肥效果是毋庸置疑的。至于具体能减多少，一般视个人自身的肥胖程度和体质情况，有没有家族遗传史，是原发性肥胖还是继发性肥胖而有所差异。辟谷是一个从内到外，标本兼治，一举多得的全方位养生调理门径，辟谷和断食可以让肥胖者变瘦，让患者在养生中减肥，在减肥中调理。

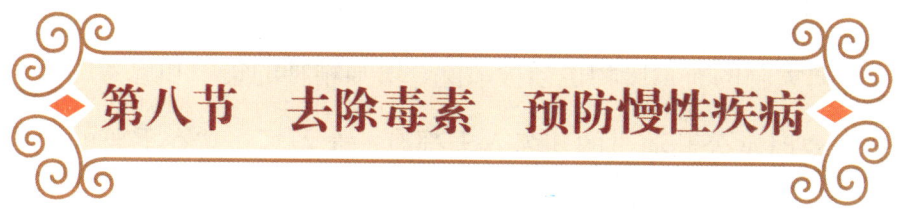

第八节　去除毒素　预防慢性疾病

一般而言，工业化程度越高，这个城市的人群身体内毒素越多。工业化时间越长，由毒素所引起的慢性疾病越严重。对于现代人来说，

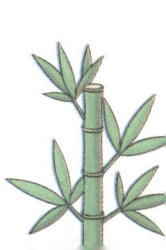

需要高度地意识到这个问题的严重性。其中真正的问题就在于毒素积累。所以排毒的的确确是人类获得健康最关键的途径。

当毒素积累的时候，吃营养食品是于事无补的。最好的办法就是阶段性地辟谷断食。辟谷断食的排毒作用和恢复人体各器官的正常功能前已述及，这里就不再重复了。

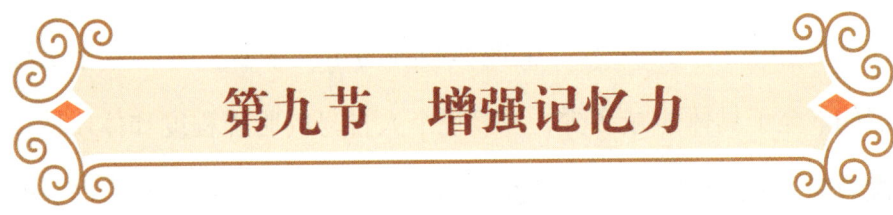

第九节　增强记忆力

辟谷，可以改善、增强记忆力。辟谷可使心智更清晰、感官更敏锐，并能增强记忆力。这是因为辟谷过程中肠胃系统处于半休眠状态，不需要过多的血液供应作消化之用，因此大脑能收到更多的血液和养料。阻塞大脑的有毒废物也会被清除，增强精神的集中和思考的清晰。许多需要时常公开演讲的知名人士都有一个习惯："在重要的演讲之前辟谷，过后再吃。"

美国科学家研究证实，饥饿会提高人们的学习能力和记忆力，让人更聪明。老人们也常讲"腹贫则聪，腹饱则睡"。因为，人饥饿时胃黏膜中会产生一种激素，它对于人的食欲有重要影响，这种激素还对大脑中负责学习区域内的神经细胞有影响。动物试验表明，这种激素能够显著促进实验鼠的学习能力和记忆力。

科学家解释说，这种激素在胃黏膜中产生后借助血液循环进入大脑，能够引起一系列的反应，诸如激发脑垂体中许多不同的生长因子等，而这又将引起大脑其他区域内的连锁反应，从而起到改善大脑功能的效果。

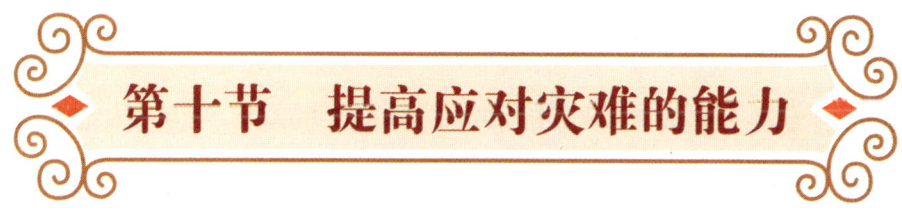

第十节　提高应对灾难的能力

引起疾病的微生物有细菌和病毒。我们知道生物的生存条件是空气、食物、水，三者缺一不可。而禁食的疗法，正是断绝病菌的食物补给。

病菌的体积微小，要用显微镜放大万倍以上才能看见。因此其生命力，要比人体的生命力脆弱千万倍。例如令人谈虎色变的肺结核菌，如果在太阳光下暴晒，10分钟内便会完全死亡。同样的病菌寄生在人体内，如果断绝它的补给，5~6天中也都会全部消亡。

今日医学界对于微生物所进行的战争，已不如30多年前抗生素刚问世那么乐观，一种微生物刚刚受到遏制，另一种突变的病原体便又取而代之。真是"野火烧不尽，春风吹又生"。辟谷便是在一定的时间内，停止一切营养补给，使体内的病菌因失去养分补给而无法生存。同时，依靠人体本身自然疗能的治病作用，制造出新生的细胞，进而改造身心健康。

同时辟谷可节约粮食。现在对大部分的人来说，说辟谷节约粮食好像是一句玩笑话，其实从节约粮食的角度来讲，其社会意义是极大的。我国有十多亿人口，假如有十分之一的人掌握了辟谷方法，若每年每人辟谷 48 天（即每月辟 4 天），一年可节省的粮食是很可观的。这些粮食可使国家应对局部灾难的能力大大增强。另一方面，若能掌握辟谷方法，自身遭遇如 1998 年的洪灾、2008 年的雪灾和四川大地震等自然灾害的侵袭，亦可自如应对。

第十一节　增强情绪的调控能力

莫斯科精神研究院是一个设有 3000 张病床，专门从事精神病研究的机构，拥有 500 名医师。该研究院设有一个有 80 张病床的禁食疗法部门。凡是使用传统疗法失败后的精神病患者都可以自愿调往该部门接受禁食治疗。截至 1970 年为止的 25 年中，尼古列夫已治疗了 6000

余名患者，痊愈率为70%以上。

该院采取传统的清水禁食疗法，一般禁食时间为25~30日。所有接受禁食疗法的患者必须严格遵守不吃任何食物的规定。患者可以任何时间提出终止禁食治疗的请求。如果患者自动破戒，治疗即告结束。

一般而言，禁食开始2~3天后即不再有饥饿感，到第5天时即已完全没有胃口。整个禁食期间患者可以尽量喝水，每日最低限量为1升清水。辅助疗法包括：户外散步和其他运动、深呼吸、午睡、各种水疗、每日灌肠、按摩等。每日必须有最少3小时运动，也可以早晚各运动3小时。经过30日禁食后，患者体重减轻了15%至20%，但是外表却看不出是30天粒米未进之人。

病患出院后，院方要求他们在前3个月中每月在家做3~5天的预防性禁食。3个月后，每月禁食期可酌情延长，但最好不要超过10日。停止禁食的根据是：胃口恢复、舌苔完全消失，症状改善。

复食开始后，病人留院的月数与禁食的日数相同。复食膳食完全免盐、免糖，主要是新鲜生蔬果与酸乳。每日膳食的数量及卡路里应逐渐增加。完全戒肉类、蛋类和鱼类。直到第7天方可进食少量全麦面包或是糙米饭。

根据临床和化验资料，接受清水禁食的病患经历6种连续阶段。3种属于禁食期，3种属于复原期。第一阶段发生于禁食后的2~3天，特征是初期饥饿感的刺激。第二阶段自第2~3日起至第15日，特征是血液的酸性日增。第三阶段开始后，酸血症开始消退，此时患者体力日增，情绪也大为改善。复原期的第一阶段（复食后的前3天或前5天）的特征是体力衰弱和敏感。复原期第二阶段的特征是刺激反应性显著增强，分泌和血管反射加强，白细胞显著升高。第三阶段属于正常化阶段，特征是患者肉体和精神状态的稳定改善，刺激反应性恢复正常。

尼可列夫教授指出，禁食疗法显然有下列效果：禁食虽然使体力非常衰弱，对以后的复原却有强烈刺激作用。禁食使消化道和中央神经系统有休养生息机会。这种休息有助于功能正常化。由禁食引起的酸血症及其代偿作用（血液化学酸碱平衡），表示解毒防卫机制已经动员，在中和造成精神分裂过程的毒素方面具有重大贡献。当酸血症改善时，血糖水准升高。酸血症改善后，血液酸碱度保持平衡，其他血液成分也维持不变，胰岛素水准变得正常。禁食期间，精神病患的生化作用一如常人，血液研究显示，禁食不但不会造成血液结构的不可复原的变异，反而会更加刺激加强再生作用和代谢过程。

断食治疗是不使用刀子的内脏手术，且比外科医生做得更自然、更精细、更有效。由断食期移向恢复（补食）期时，身体遂以极快的速度迈向自身恢复过程。

第十二节 延长寿命

老化现象研究家华福特说:"将来90岁的男人会有今天50岁男人的身体的活力。"人们或许直到90岁、100岁,甚或130岁以前,都不会看来"老态龙钟",说不定可以活到150岁。

经历30年的"老化"研究之后,华福特跟同事相信已发现可能使寿命增加到最大的秘诀,也就是延迟老迈过程,而使人享有更长的青年与中年期,而非额外增添若干年的老迈。

这项秘诀是一种斯巴达方式,人只吃富含维生素与矿物质且热量低的饮食,即饮食上营养不足,但并不是营养不良。这项研究经实验室证明非常成功,以这种方式由实验室饲养的老鼠,原先只有2年左右寿命,现在可以活到4年以上,并且还维持住青壮的行为与外貌。

传统上人们对老化现象的研究,集中在诸如癌症、心脏病、糖尿病、中风与关节炎等这类"老年病"治疗上。但是华福特与同事则发现老化的"预防"重于治疗,"预防"才是长寿之道。

第一项线索就是他发现体温较低，有助于增加寿命。他发现一种原产于巴西，寿命很短的鱼类，当移到水温较低的水中生活，寿命即呈加倍增加。

也许人们最终可以照自己意志升降本身体温（如传说中印度长寿的瑜伽信徒）。但有一个更实际可行的方法，那就是实行饮食限制：吃得少些，即能略微降低体温。

饮食限制与长寿间的关联，早在1935年即已发现，当时有一位研究人员将实验老鼠的食物摄取量减到正常量的60%，结果使得那些老鼠的寿命加倍。

华福特相信没有理由说同样的原则不能用于人类，现年60岁的华福特牺牲餐后点心、精糖以及食盐的享受，以交换他认为由此可获得多年的较佳视力、听力、聪智以及光滑的皮肤，他每天平均摄取2100卡热量，每星期连续断食2天。

台湾家禽实验所曾经对864只产蛋能力退化的纯种鸡做测试，10天停供饲料但仍供给充足水分，第11天之后开始恢复供给饲料，结果发现，辟谷结束后40天，75%的老母鸡再度产蛋，说明辟谷对生命有"返老还童"的作用。

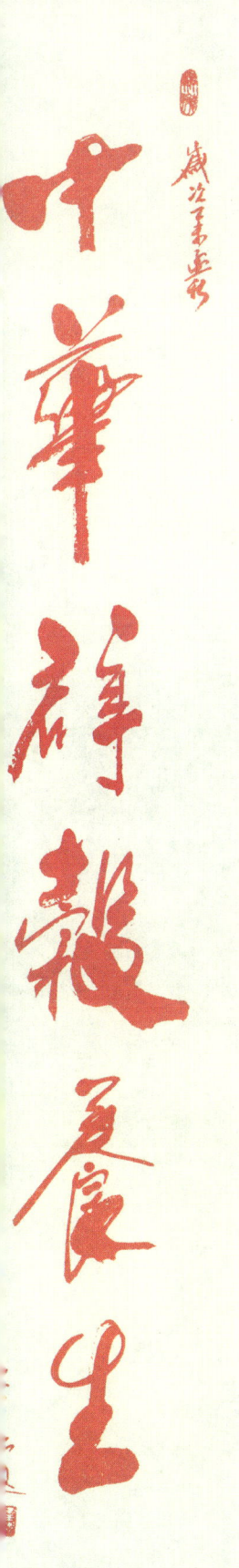

第四章

辟谷的准备

> 如果你在当下快乐,未来到哪里去都会快乐;如果你当下不快乐,未来到哪里去你也不快乐。
>
> ——王歌

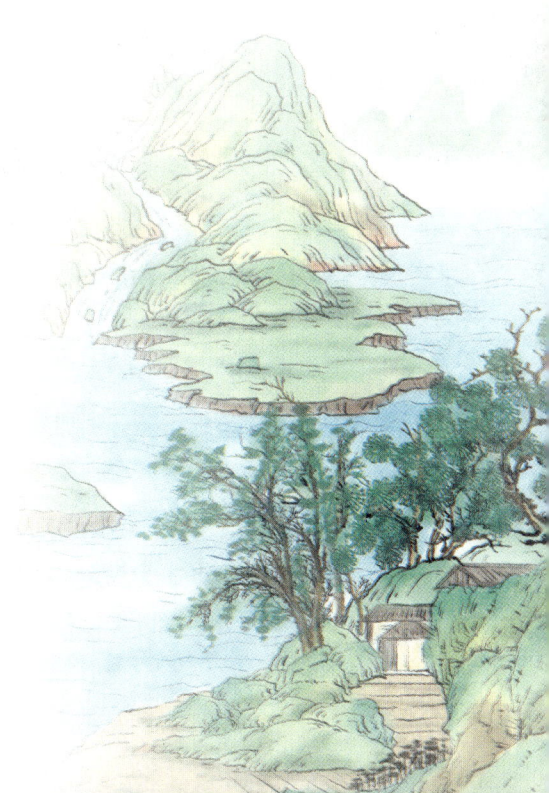

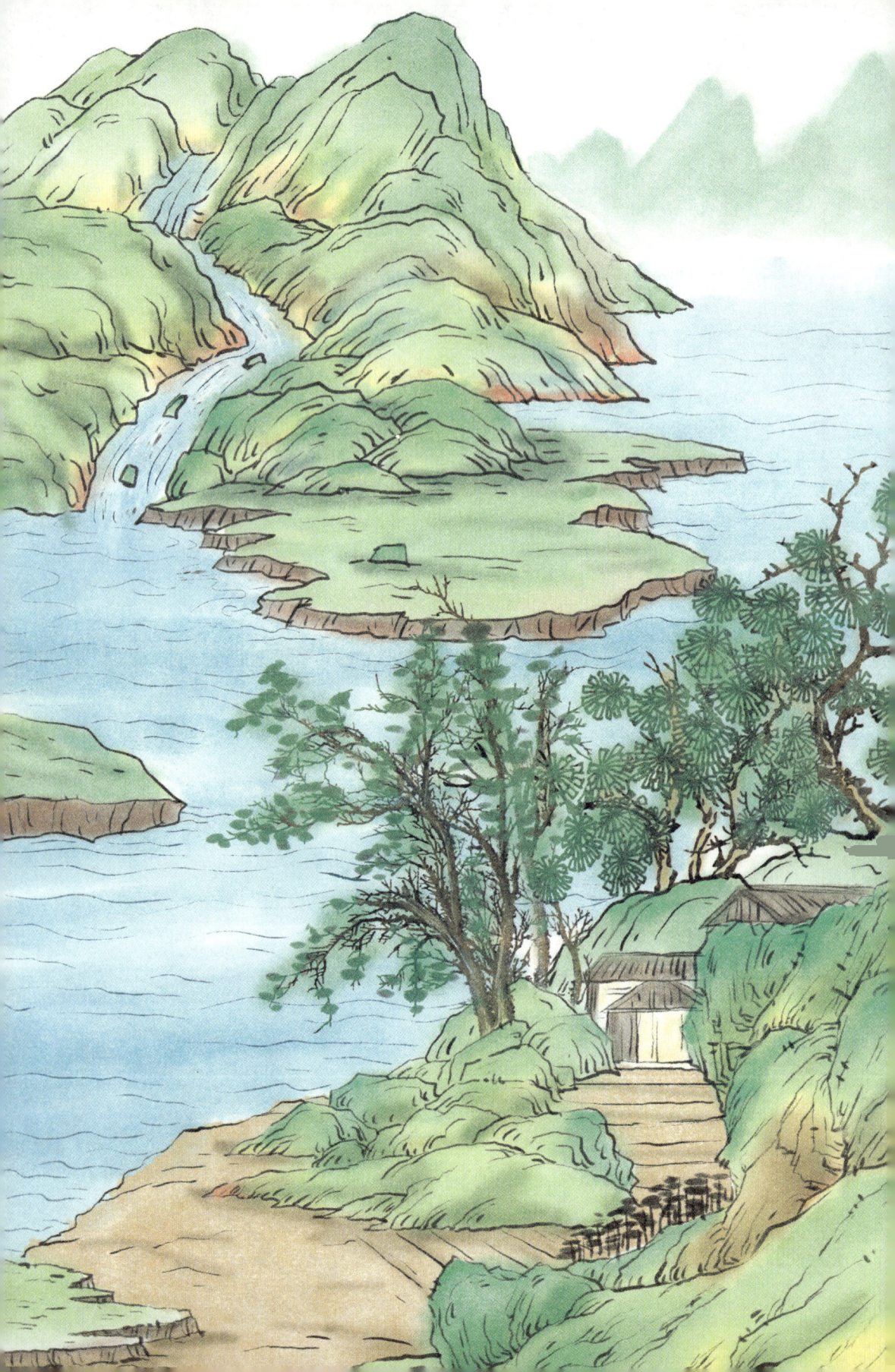

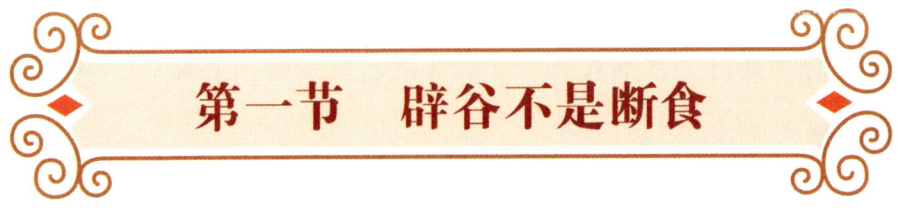

第一节　辟谷不是断食

要了解断食与辟谷之区别，就要首先明白什么叫断食疗法，什么叫辟谷。

断食起源于宗教，这一点毋庸置疑，其祛病、启灵之效也非常显著。国外有不少国家对此法广有研究。有资料记载日本、欧洲多国、美国等均有运用断食疗法（亦有人称饥饿疗法）来医治疾病。

断食，即断除饮食。断食疗法即以断食为手段来达祛病疗疾之目的。这种疗法是一种以人为断除进食——也就是以饥饿作为代价，以达到消耗自身多余脂肪以及溶解自身毒素而得到健康的疗法。

饥饿，尤其是并不缺乏美味食品情况下而有意识地使自己饥饿，这对人来说，无论是生理上还是心理上无疑都是一件非常痛苦的、令人难以忍受的事情。难以设想一个人在美食就在眼前伸手可及、腹中饥饿难耐的情况下能去坚持挨饿，这需要多大的忍耐力和勇气。这也就是好多人知道断食疗法确能医治疾病，若让其实施断食却不能实施或者是能实施却不能坚持下去的重要原因之一吧。

辟谷也是断却五谷、不食人间烟火，但进入辟谷状态是以不饿、体力精神不减才不吃的。辟谷的基本原则是不饿就不吃，饿就吃，也就是一切顺其自然，不勉强、非人为地自然断除五谷杂粮，从而达到清仓祛病之功效。

饿与不饿，一字之差，心理上的感觉却截然不同。我们都知道心身两方面是不可分割的共同体，一字之差，两种心情，两种心理感受，必然产生两种结果。这两种结果每个人都可以想象得到。这就是断食疗法（或者称为饥饿疗法）与辟谷养生的区别所在。即断食疗法完全是以消耗自身多余能量（如脂肪等）来作为持续生命的动力的，身体内多余能量毕竟有限，或者说终有耗尽之时，身体内能量耗尽之时也就是生命结束之时。而辟谷就截然不同了，辟谷者除了运用身体内能量作为生命动力以外，还有外来能量作为生命动力，否则怎么能几个月或者是几年不吃而照样能活，并且与常人无异呢，这些辟谷时间很长的人从古到今都有实例存在。

第二节 辟谷和断食的区别

总之,辟谷不是断食,二者之间的区别可以归纳为以下几点:

1. 本质与方法

断食不提倡服气,也没有服气术这个说法,断食者会很饿,要坚持下来依靠的是顽强的意志。辟谷是一种稳定的状态,是行气到一定阶段,人体的一种自然反应,并不是外力强加的,偶尔有饿的感觉,但也可以通过服气解决,其目的不是锻炼意志,而是强身健体。

2. 身心反应

断食者首先会感觉饿,有非常强烈的身心反应,饥肠辘辘、面黄饥瘦,这是我一个断食7天的朋友的描述,而且许多人会发生头晕、恶心、呕吐、精神不振、卧床等现象。辟谷没有非常强烈的反应,没有痛苦,活动自如,正常生活,正常工作,甚至可以剧烈运动,甚至比平时的精力更旺盛,最重要的是头脑更加灵活。

断食由于无法避免地存在许多强烈的反应,因此每做一次身体都会受到一次全身心的冲击,下一次断食身体就会很自然地产生一种恐惧，一种排斥。

辟谷几乎没有反应，经常身轻体健，神志清明，还会有许多正常进食的状态下感受不到的奇妙反应，那是一种能让身心放松，真正体验的快乐的感受，每辟谷一次身体相应的通道就会进一步融通，身体的血和气的主通道很通畅，支流很干净，没有淤积现象，越做就会越简单，身体会产生一种冲动，一种依赖，越做身体越喜欢这种特殊的方法，到相应的某一个时段这种感觉自己就会出现。

辟谷和断食，都是为脏腑清仓理库，减负休整的方法境界。而断食，一般时间较短，可以是两顿饭，也可以是1~2天。辟谷是真正意义上的排毒净化，断食是较浅的排毒，离净化身心、激发潜能还是有距离的。

3. 复食过程

断食非常重视复食过程，认为复食决定断食的功效，而且处理不好还会损伤身体，甚至危及生命……

辟谷对于复食并没有很严格的规定，因为进入辟谷状态是一个自然的过程，有一天有饥饿感了，肠胃蠕动加快了，通过服气无法消除饥饿，那就证明辟谷结束，初进食的2~3天之内，不吃太多就可以。

4. 理论基础

断食建立在西方文化基础之上，考虑的是营养，物质，维生素……辟谷是立足于中华传统文化之上，注重的是人与自然的和谐与融通。

5. 生理功能

断食不吃饭，肠胃在动，胃酸继续分泌；辟谷状态发生了变化，肠胃减缓了蠕动,胃酸分泌减少。

断食性功能下降,辟谷阳气会产生冲动,性功能在许多情况下正常甚至亢奋。

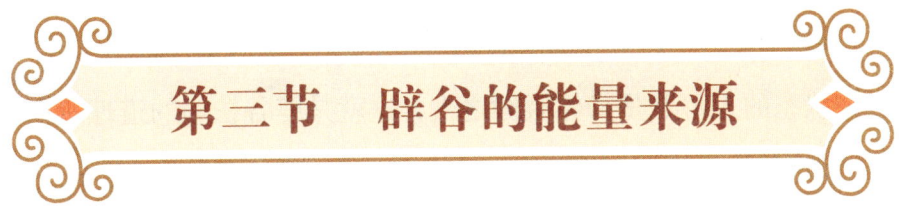

第三节 辟谷的能量来源

很多练功者都有这样的体会,练功练到一定的阶段会发现身体的某个要穴或者是全身汗毛孔都有气流流动出入的感觉,这种感觉越强,越明显,收功后人越轻松。这是为什么呢?很明显是人在与自然、宇宙交换能量。随着自动交换能量的能力的提高,人摄取能量的另一种功能就被开发出来,即常说的天人合一功能,这时人就会出现辟谷现象。这一点道家理论的一句话就阐明了它,即所谓:"气足不思食"。也就是指功到一定境界可辟谷食气,食"天粮""仙粮"来持续生命,净化肉身。道书中所言"天粮、仙粮"是指气。气是什么,中医理论明确指出,气是构成人体和维持人体生命活动的最基本物质。《景岳全书》有语:"夫生化之道,以气为本。天地万物,莫不由之……人之有生,全赖此气。"《医门法律》也说:"气聚则形成,气散则形亡。"

明白了气的概念，同时也应明白气的来源，通过以上讨论可以说气来源于两个方面，一是先天气来源于父母精血。另外就是后天气，后天气来源于自然界中的水谷之气和清气这两部分，辟谷者则主要是摄取自然界之清气或者说是宇宙之气之能量。这也就是辟谷者可数月或数年不食也照常存活的原因所在，也是和断食者的最大不同之处。并且因此而使辟谷者始终处于肠清体轻精力旺盛的高级气功状态。处于这种状态的人自然是身体康健之人，这就是辟谷祛病的道理所在。

辟谷时胃酸的分泌量会减少，大脑始终处在一种全新的功能状态，体能和潜力会得到充分的调节和发挥，身体方面的负荷得到减轻，脑细胞的功能得到充分调动。此时人与自然宇宙沟通活跃，可以更容易达到道家追求的"天人合一"的境界。

人在这个状态下，即使好几天不进食，也不会感到饥饿，体力和精神状态反而会加强。这种状态表现在肢体灵活、双目有神、头脑清晰、思维敏捷、记忆力增强、理解力增强，意志力和忍耐力也大大加强等多方面，极易启发和诱发人体种种潜能。

第四节 辟谷前准备

一、什么人不适合辟谷

辟谷虽然是一种不错的保健养生方法,但是并不适宜所有人。比如处于生长发育阶段的青少年、孕产妇、哺乳期妇女等就不能辟谷。因此有以下几种情况者暂不适宜:

1. 患有精神病或有精神病史以及有家族精神病史者,严重神经官能症患者以及严重忧郁症患者,癔症患者;

2. 严重心脏病患者,脏器动过移植手术者,恶性病变晚期者,身体极度衰弱者,身体严重瘦弱者;

3. 年龄过大(超过70岁)和过小者(处于身体生长发育高峰期);

4. 消化系统有严重溃疡病患者,内脏经常出血者;

5. 心志不坚、性格多疑且易怒易变者往往效果不显,因此也不宜参加;

6. 肺结核病人以及有传染病者,先天严重不足者(包括完全失去劳动力、听力、视力者、痴呆者等）。

二、心理准备

人类最强烈的欲望，不外性欲和食欲。人们为求食欲之满足，在日常生活中，一味地追求美酒佳肴，只图享受口腹之欲，往往忽略了良好的饮食方法与习惯。不是乱食、偏食，便是暴饮、暴食。日积月累，导致疾病缠身。

我们要追究病因，才能对症下药。针对此因，唯有采用断食（或习练辟谷）方法，彻底地清理肠胃，才能拔除病根，带来身心两方面的完全改造。但是实行断食先要下定决心，以精神支持肉体，暂时忍受饥饿的煎熬，绝不能半途而废，终能产生预期的效果，达到预期的目的。

断食（或习练辟谷）之前，宜先阅读有关资料，对其要领做深入的了解。他人的成功经验可以增加自己的信心。正确的方法，更是迈向成功的保证。

辟谷时间有短期、中期、长期之不同，要预先作好心理准备。短期者有3~5天到2星期不等；中期者半月至百日；百日以上为长期辟谷。辟谷期间有完全禁水、禁食者；有不禁水但禁食者；有可以每天吃少量水果者；长期辟谷者还有以枣子、核桃等干果调节者。采用何种辟谷方式，要根据自己的生理感觉而定，进入辟谷状态后要随其自然，决不要有心理负担或施加强迫性观念。

辟谷期间有存思、心理暗示等功法，要严格认真执行，心理学也是科学，也有自己的规律。如辟谷期间存思太阳中能量进入身体，开启玄关接受宇宙能量等，均有实效。

三、身体准备

初学辟谷，先采用短期辟谷，并且每天进食3个水果为好，等找到感觉取得经验，再循序深入。最好先从1~2天开始，逐渐增加到7天或10天。

断食（或习练辟谷）期间由于皮肤血管收缩，故而切不可洗热水澡，否则会使血管膨胀，引起脑贫血。应多练习以冷水擦身体，一日两次。

为了不致因断食而感到过度的寒冷，宜从3周前，就实施裸体疗法，在浴室内脱除衣服作柔软体操，一次20~30分钟，先把皮肤锻炼强壮。此法在断食（或习练辟谷）期间，也需继续下去。

不可因害怕消瘦，而服用各种营养剂或随意打补针。断食前2~3周，就要留心餐饮，习惯于不摄取咸的和甜的东西，以及过热的食物和饮料。

有饮酒、抽烟习惯的人，从2~3周前就应停止。

四、身体变化

开始的时候往往容易出现一些所谓的气虚症状，这个时候可以用一些补气的药物来支持一下，等到元气流通了症状会自然消失。也可以通过喝点蜂蜜水解决。身体好的大多不用任何的药物辅助。还有就是电解质平衡的维护，主要是针对一些肥胖患者，在运用这个方法后会排泄大量的大便，不吃饭还会拉出很多的黏稠恶臭的黑便。这个时候需要补充的不仅仅是蜂蜜水了，还需要补充一些淡盐水，以维护电解质平衡。

在断食（或习练辟谷）时身体大致可以根据人体所感受的六气属性而表现出不同的反应。

比如体内有寒气沉淀的人容易在运用这个方法后感觉身体发凉怕冷；

体内有火气沉淀的人往往容易身体发热，甚至烦躁。

体内有湿气沉淀和积累的人往往会排出黏稠大便，甚至溏便。

体内有内燥积累的人，往往出现皮肤发痒，眼睛干涩等症状。

有的人当燥火伤阴发生沉淀后，病气便沉淀到身体内层了。这个时候体重不仅不会减轻反而会增加，这是因为元气的流通产生的真水和内在病气相融合形成了一些病理产物，这些病理产物尚需要进一步的代谢和溶解才可以完全排出体外，而这些病理产物需要在体液环境中暂时存储，这个时候人感觉就像是胖了一样，体重也会增加。这种病往往就是古代所说的未病之病，就是尚未表现症状的内层潜伏的病。而一些脂肪肝酒精肝等的肥胖患者往往在进行这个方法的锻炼后会排泄很多黏稠的大便，不吃饭而且还排泄很多。这个时候体重会很快减轻，所以这个疗法对肥胖的治疗也是非常迅速的。

比如糖尿病患者在辟谷后并不是血糖马上下降的，相反在经过一段时间的元气和病气的融合后会出现腹胀如鼓，甚至腹痛难耐等症状，这也是在辟谷过程中需要随时观察，随时调整一些药物辅助代谢的原因。

一些因为感冒的错误治疗导致的病，如肾病，在进行这个方法的运用后会出现感冒症状，畏寒、流鼻涕等。

病怎么进来的还怎么出去，因为元气力量的加强加大了正邪交争的反应，正气加强了，邪气怎么进来的就会怎样被逼出去。

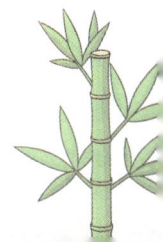

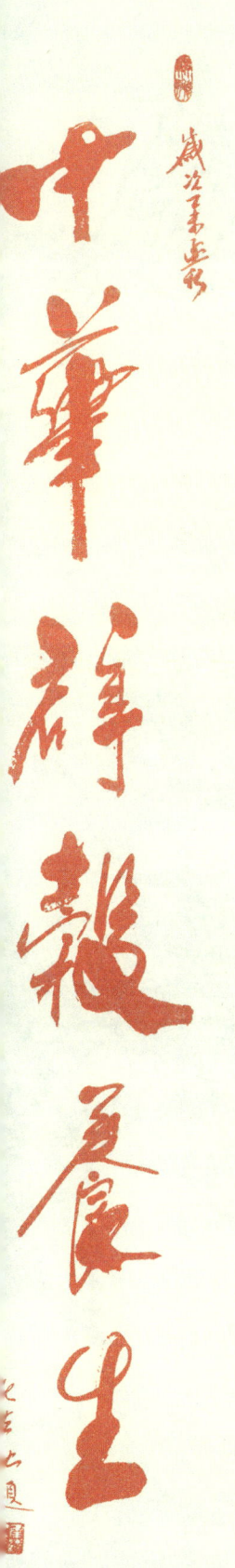

第五章

辟谷的分类、时间

财富、成功,并不能带给你幸福。当你的幸福不再依赖外在条件时,你才真正的幸福快乐。

——王歌

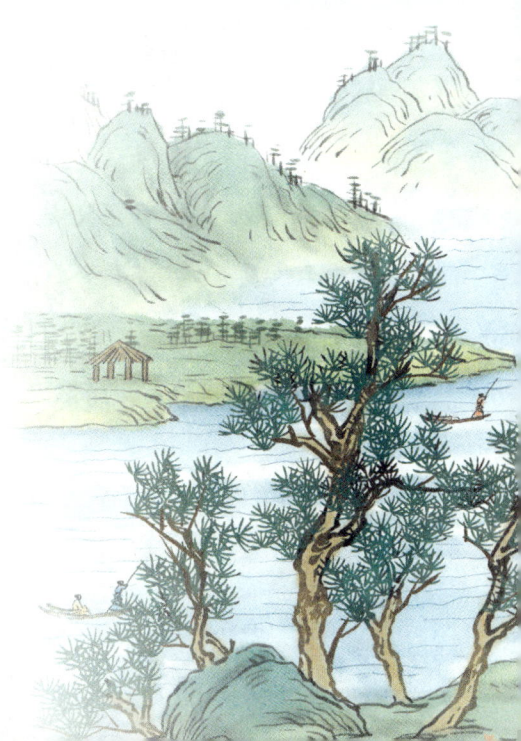

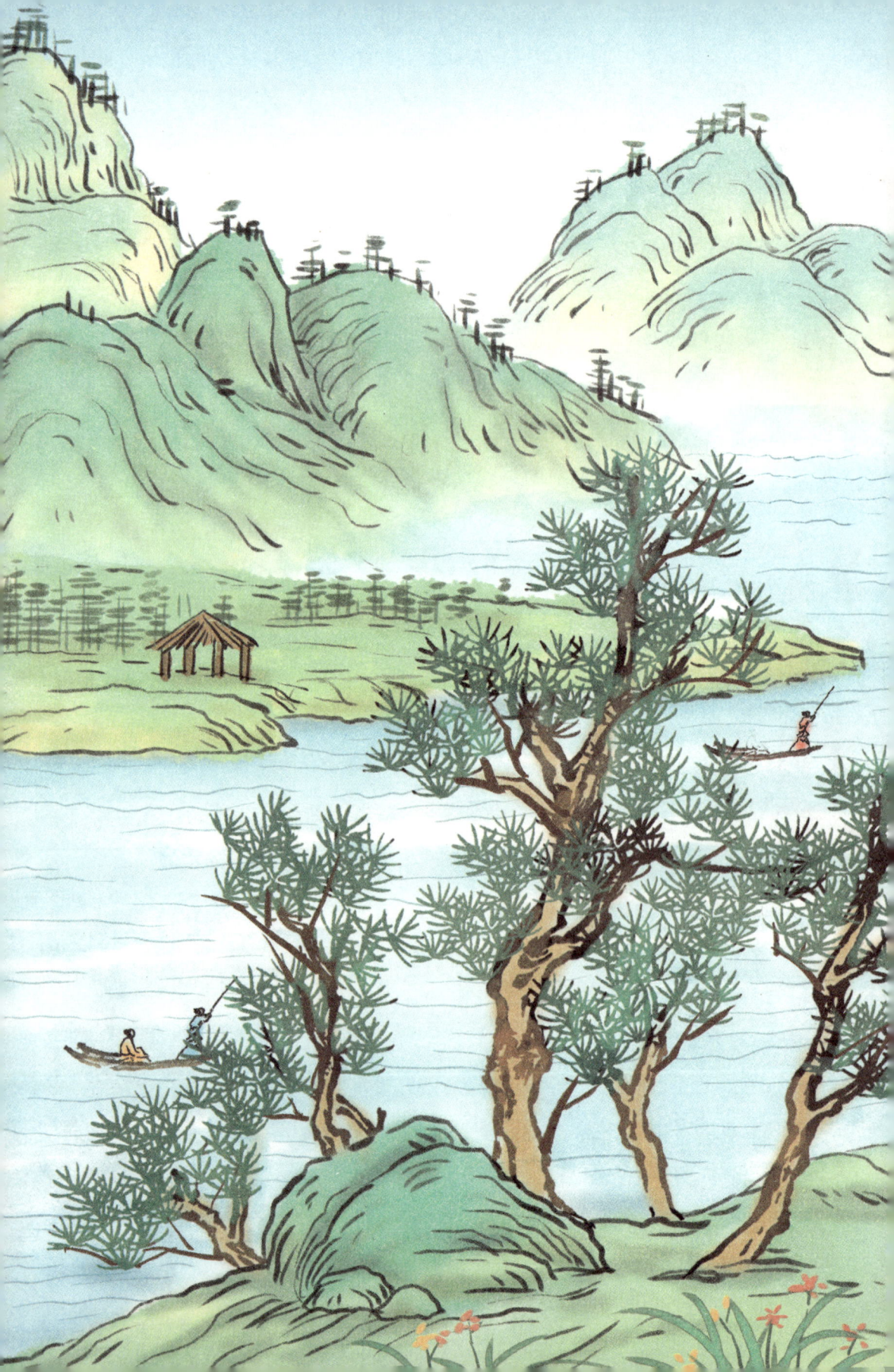

第一节　辟谷的分类

一、半辟谷

半辟谷指除了可以饮用水和蜂蜜以外，还可以吃些水果、蔬菜，甚至还可以根据实际的情况喝一点稀粥汤，或吃一些凉拌素菜。半辟谷适宜心理负担较重和特别虚弱的人。

中国人在食粥保健养生方面曾经积累了丰富的经验。一是家贫食粥，二是荒年赈饥食粥，三是养生食粥。其实，三种食粥，大同小异，都具有相同的养生保健之功效。清朝赵翼专门写过一首《粥诗》："煮饭何如煮粥强，好同儿女熟商量。一升可作二升用，两日堪为六日粮。有客用须添水火，无钱不必问美汤。"

饮食稀粥养生，本身也是属于一种不完全的断食辟谷疗法。完全的断食辟谷疗法，就是非常严格的断食五谷，在正式的断食辟谷阶段，只可喝水，其他的一切食物都禁止食用。而不完全的断食辟谷疗法，要求则不如完全的断食辟谷疗法那样严格，也就是说，在正式的断食辟谷阶段，在喝水（或茶水）的同时，可以食用定量的稀粥、菜汤、花生、蔬菜、水果等食物。

不完全的断食辟谷疗法，主要用于不适合使用完全的断食辟谷疗法的病人，和意志薄弱而难以忍受完全的断食辟谷者，同时也可以作为一种改善体质、保健养生的手段，在断食辟谷老师的指导下，在自己家里使用。

不完全的断食辟谷疗法种类很多，有稀粥断食辟谷法、菜汤断食辟谷法、苹果断食辟谷法、果汁断食辟谷法、生菜汁断食辟谷法等。

不完全的断食辟谷疗法非常容易施行，在断食辟谷的过程中不易引起不良反应，很少发生强烈的饥饿感，可以照常工作、学习和生活，好像没有实行断食辟谷一样。许多疾病的治疗，是一种旷日持久的、循序渐进的治疗过程，而采用不完全的断食辟谷疗法就是非常适宜的了。

喜爱《红楼梦》的人，一定记得这样一段。

王熙凤的宝贝女儿巧姐儿生病，不思茶饭，请来中医诊病，医生过脉后轻轻一笑，什么方子也没开，仅留下一句话，"姑且饿上一天两天就好"——其实，就是断食辟谷疗法。

那荣国府上，大观园里，餐餐珍奇，天天玉食，运动少，勾心又斗角，怎会不生病？大观园上上下下老老小小，估计血脂都高、血糖也不低，这巧姐儿几岁的孩儿，跟着大人胡吃海喝，想必是吃积了食，所以医生就开了个饿几天的方子，留他人思考。

二、服饵辟谷

服饵，也称服食，主要是选用矿物、植物，或少量动物类药和食物，经过一定的加工、配伍，炮制成丹药或方剂，主要以内服的方式摄入，使其作用于人体，从而达到轻身益气、健身延年的目的。

服食术起始于战国时期的方士，是在当时的神仙信仰和"服食成仙"的思想影响下发展起来的。据《列仙传》载，早期方士不仅服食一些矿物类药物，还喜食草木类药物。

随着道教的创立，服饵之术也被纳入道教养生体系，并有了长足发展。以葛洪为代表的道教养生家，坚持精、气、神为构成人体生命的基本要素的观点，强调修炼贵在爱精、保气和全神。服食药饵则既可以治病，又可固精、保气、全神，其作用是综合性的。因此，服食之术得到道教养生家们的高度重视，主张在导引行气、房中保精的基础上，还应"先将服草木以救亏缺，然后服金丹以定无穷"。道教金丹家把炼制和服食金丹视作得道成仙的最高途径，常以服饵代替辟谷期间的饮食。随着道教的昌盛和金丹术的发展，道教服饵养生术在唐代发展到了高峰。从皇帝、文武大臣，到一般文人学士、市井百姓，皆对服食之术趋之若鹜，使服食成为一种社会时尚。

在道教信仰的驱使下，隐士道人在追求成仙的道路上，不断地寻求着长生不死之药，创制了大量服食方剂。他们在长期的探索和实践过程中，也确实发现了不少可以抗衰防老的食物或药物，积累了丰富的食养、食疗经验。孙思邈的《千金要方》中就有关于"服食法""服食方"的专论。张君房所辑的《云笈七签·方药》则系统记载了道教服食的药饵方剂及服法，对道教服食术作了系统性的总结。

葛洪在《抱朴子内篇·仙药》中对服食讲得最为详细，其中载有上百种服食药物。该书记述有："上药令人身安命延，升为天神，遨游上下，使役万灵，体生毛羽，行厨立至。""五芝及饵丹砂、玉札、曾青、雄黄、雌黄、云母、太乙禹余粮，各可单服之，皆令人飞行长生。"

服饵之物从来源上，主要分为两大类：一类是草木类植物，一类是金石类矿物。植物类药主要有茯苓、天门冬、麦门冬、枸杞、胡麻、黄精、白术、甘菊、松脂等；矿物类药主要有丹砂、云母、雄黄、雌黄、曾青、玉、银等。就功效而言，基本上也是分两大类：一类是用于镇静安神和养心安神的药，前者为矿物类药，如磁石、朱砂等，可用于烦躁易怒、心悸失眠等阳气躁动、心神不安的实证；后者为植物类药，如茯苓、远志、菖蒲、柏子仁、杏仁等，具有养心滋肝的作用，可用于心肝血虚、心神失养导致的心悸怔忡、失眠多梦等神志不宁的虚证。

另一类是能补益人体气血阴阳之不足，提高机体免疫力，以增强抗病力和祛病能力，调节和促进新陈代谢，能够强壮身体的药物，如白术、胡麻、天门冬、枸杞子、桂、黄芪等。不过，这类补虚药对先天不足、体质虚弱、久病伤正、年老体衰等虚证效果不佳。

道教服食家深信，服食草木类药物不仅可以轻身益气、益寿延年，而且如果服食到一定程度，且配合服气、行气修炼，就可以使身体处于"不饥""不饿"的状态，甚至达到不食五谷而长生的"辟谷"境界。

对服饵之术，不懂医理药性的人不可轻率为之，否则可能引起中毒，甚至危及生命。

三、服气辟谷（全辟谷）

服气辟谷是一种常见、常用的辟谷方法。服气也叫吞气，是指通过吞气来填实、填充胃腹的虚空并解决饥饿感问题，以达到不食五谷的辟谷方式。

辟谷的目的是为了彻底消除各种私欲之念，静持心神，使三虫动而无效。同时还要通过辟谷，不让大地的浊气进入体内，从根本上断绝阴气的来源，使身体逐渐向纯阳化转换。而辟谷的成功，则必须依赖服气（或称食气）的辅助方能实现。

欲望的本质，实为人的原意识，应属于阴神范畴。古人在修炼中将其形象化、神格化，正如对待体内外其他诸神一样，只是将其作为聚气的手段，是炼气存神的一种形式表现，不可用所谓的迷信思想来误解。《老子三尸经》不仅将三虫认为是来源于饮食的阴精，还将七魄（即体内的七种浊气）认为是人的形骸的阴精。人如果企图脱离俗世而成"仙"，就必须铲除这些"污秽的诸神"，从而进入纯阳的境界。

唐宋期间的著作《太上养生胎息气经》，叙述了通过却谷食气而使身体逐渐产生的一些变化，经曰：对外无所求，内则自然而然地安静。安静则神定，神定则气调和。气调和则元气自然产生，元气自然产生则五脏滋润，五脏滋润则百脉顺畅流通，百脉顺畅流通则津液上承（口中）。津液上承则不思五味（来自地的饮食物），自然无饥饿和渴感。又曰：一年变换气，两年变换血，三年变换脉，四年变换肉，五年变换髓，六年变换筋，七年变换骨，八年变换发，九年变换形（整个身体）成为真人。

四、自然辟谷

自然辟谷，是在自然状态下，达到辟谷的方式。分为应激辟谷和无意识辟谷。

应激辟谷，是人具有与生俱来的"护生"功能，表现是：在人的机体出现险情时自动出现"不吃不饿"的拒食状态，如不干扰可持续2~3天，之后自然恢复食欲，且食欲很强。

无意识辟谷，是指修炼者（气功、瑜伽、打坐等）达到一定境界，自然达到辟谷的状态。也就是说，不需要刻意去辟谷，在修炼时自然达到不想吃东西的状态。

第二节 辟谷的层次

辟谷在进食上有高层次、中层次、低层次之分。

1. 高层次的辟谷，不但不食五谷、水果及其他补品，甚至连水也不喝或基本不喝。过去对这种层次的辟谷都要在老师的监护下进行。

2. 中层次辟谷，一般只喝一点水，基本不进食水果及其他补品，有的少量进食。

3. 低层次辟谷，除不进食五谷外，喝水，有时进食少量的水果、菜汤，或少量的其他补品。但要记住是少量的。如果量大了，虽不食五谷，也不是我们所讲的辟谷。

第三节 辟谷的季节、时间

一、季节的选择

最佳的辟谷季节是秋季,其次是春季,再次是冬季。冬季相对来说比较冷,禁食后能量减少,体温下降,御寒能力下降。夏季相对来说比较热,在能量减少情况下,容易中暑。但这不是绝对的,身体好的人,有辟谷经验的人,一年四季任何时候都可以辟谷。

有蛀牙的人应于辟谷前治疗好。因辟谷中蛀牙痛,不方便看牙医,且经验显示,辟谷对蛀牙无效。

其次要驱除蛔虫、十二指肠虫、绦虫等腹内寄生虫。它们留在肠内,辟谷期间因得不到营养,常会溯食道爬入口腔,服用适量的驱虫药物。

二、单次辟谷的时间

简单辟谷为 1~2 天;一般辟谷为 3~5 天;辟谷 7 天算正常辟谷;

接下来辟谷的时间可为14天、21天、28天……按7的倍数来进行辟谷。通常多于21天的全辟谷,难度比较大,多是有修炼功底的人才能做到。

三、辟谷周期时间的选择

关于辟谷周期时间的选择,若是出于养生的目的,长期辟谷的周期,一年进行2~4次比较好,太频繁未必合适。若是出于治病的目的,辟谷次数可以适当增加一些。

辟谷在时间上有短期辟谷、中期辟谷、长期辟谷和超长期辟谷之分。1周以内的辟谷属短期辟谷。1~3周的辟谷属中期辟谷。3~5周的辟谷属长期辟谷。5周以上的辟谷属超长期辟谷。3天以内的辟谷对增功治病虽有效应,但不明显。3~7天的辟谷有些疾病可收到明显的疗效,甚至痊愈。但多数疾病需经过一个中期辟谷才能取得较理想的效果。从实践中观察,只要处于良好的辟谷状态,相对来讲,辟谷的时间长些为好。

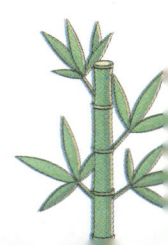

第四节　辟谷注意事项

一、辟谷期间禁忌

1. 忌饮酒：空腹饮酒刺激黏膜，易引起胃溃疡、胃炎。

2. 忌饮浓茶：饮浓茶易刺激神经，引起茶醉，导致心慌、脉快和四肢无力。

3. 忌喝牛奶、豆浆：在没摄入淀粉时，牛奶等皆难吸收，且不合辟谷本旨。

4. 忌吃柿子：空腹时易和胃酸结合成难以溶解的硬块，引起胃溃疡、胃炎。

5. 忌吃香蕉：香蕉中含镁多，易引起血液中镁钙比例失调，对心血管产生抑制作用。

6. 忌吃番茄：番茄易与胃酸发生化学反应合成难溶解的硬块，引起胃溃疡、胃炎。

7. 忌吃橘子：橘子汁含大量糖分和有机酸，空腹会刺激胃黏膜。

8. 忌吃山楂：空腹吃山楂不仅耗气，而且会引发饥饿感，出现胃痛。

9. 忌吃白薯：白薯中含单宁和胶质，会刺激胃分泌过多胃酸，且和辟谷本旨不合。

10. 忌吃耗人气息的生葱、姜、大蒜，及易引发急性胃炎和其他中医认为破气的药物、食品、蔬菜（如萝卜）等。

11. 忌夫妻同房，忌用化学方法合成的洗浴用品。

辟谷最佳食物当属黄瓜、苹果、西瓜、桃、百合、枣、葡萄、猕猴桃、火龙果等。长期辟谷者可服食些红枣、核桃、板栗、百合、黄精等干果和药材，忌服食豆豉汤等物。

二、身体变化

1. 体重变化。在辟谷的第1天到第5天时，体重减轻最为明显，辟谷养生1天平均会减轻1至2千克，从第5天开始，每天减轻0.5至1千克，以后几乎都是以一定的递减方式减轻体重（有时也有例外，视每人的自身体质因素及配合情况而定）。

2. 生理机能的变化。在辟谷期间，高血压患者的血压会显著下降，低血压患者有的血压反而会上升，但视觉、听觉及触觉变得敏锐，记忆力和联想力也会增强，白细胞的数量在辟谷第1周之内没有改变，第7天开始增加，至第11天起急速增加，日增1.57倍甚至更多，说明辟谷能提高机体免疫力。一部分人在辟谷期间，全身会释放出一种特有的臭气味，连呼出的气体亦有臭味，这是由于体内的代谢废物、有毒物质经皮肤排出体外的原故。

3. 舌苔的变化。辟谷初期，口腔内黏着性增高，照镜子看舌面，长了黄色的舌苔，甚至有的人呈现黑色舌苔，这种现象会持续10天左右，若继续辟谷，舌苔便会清洁，表示毒素排出，身心净化。

4. 排便与排尿的变化。辟谷期间大便次数减少，一般在辟谷开始的最初1~4天内排一次便，这种大便叫宿便，宿便的颜色一般是黑色或黑绿色或茶褐色，呈泥巴状（也有少数例外），这是正常现象。

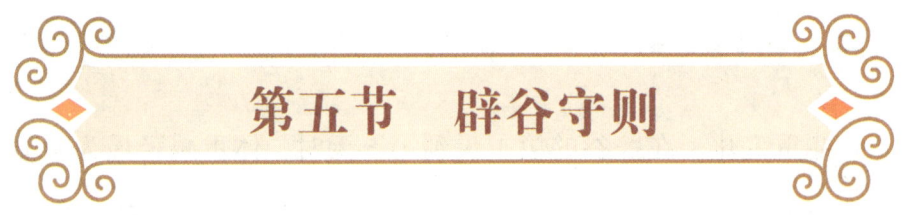

第五节　辟谷守则

一、饮食

根据实践，初学辟谷者的减食步骤可参考如下：

第1日，早起练静坐辟谷法时间适当延长，早餐减半，晚餐减半，饮食要清淡，蔬菜水果稍多一点，不宜食热性水果（如荔枝、榴莲、龙眼、凤梨、芒果等）。第2日，早起练服气辟谷法2遍，不进早餐，午餐七分饱,晚餐为少量稀饭加青菜。第3日,早起练服气辟谷法和金津玉液辟谷法,不进早餐,午餐为稀饭和青菜,以半饱为宜,晚餐食苹果一个,再练服气辟谷法和金津玉液辟谷法;第4日则可完全断食,早、中、晚各做一遍服气辟谷法和金津玉液辟谷法。

如果辟谷20日能不食,表明腹中谷气已尽,每天可以芥菜和白菜煮熟,以香油酱醋调味,食1~2碗。4~5日后,可去菜饮汁,能起到益气、排浊的作用。饮菜汁3日后,即可进入真正的全辟谷状态。

二、饮水

水是生命之源,不仅身体内各系统的正常工作需要水分的参与,而且大脑的正常活动也要依赖于水。辟谷是为了排毒去浊,充足的水分供应尤其重要。辟谷期间可停食,不刻意停水,甚至还要适当地增加饮水量。辟谷期间饮水,不宜喝开水。最佳饮水为优质天然矿泉水,优质天然矿泉水在地层深处与含有特殊成分的岩石长期接触,经过复杂的物理、化学作用,溶解了一些对人体有一定保健作用的矿物质,适当饮用可能对人体健康有益。清晨练功前可饮一杯矿泉水,饮水时须小口喝,水宜慢慢地喝,次数要多,每次以一小杯为度。经实践证明,辟谷期间每日饮几杯蜂蜜水,也大有助益。

辟谷结束后的复食也应注意循序渐进,逐步恢复,不可操之过急,

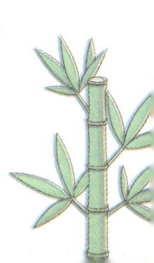

否则将起不到辟谷的效果。初进食以红豆粥、茯苓雪莲汤为宜,以少量多餐、滋味清淡为主,先食稀饭汤,以后逐日加浓。第 2 日进食,仍以红豆粥为主,可佐配青菜豆腐,以半分饱为宜。再佐以水果,肥腻厚味宜少。第 3 日早餐以红豆粥为主,中餐正常,可七分饱。第 4 日起一切恢复正常。但饮食仍以清淡、素食为主。

三、生活

辟谷中的过度活动易使身心疲劳,加速抵消辟谷所形成的自然治愈力。至于轻度的运动、工作、读书并没有什么妨碍,同时还可以解除辟谷中的无聊情绪。

严禁烟酒,即使微量也会有害。原来有此嗜好者在辟谷期间一般不会对香烟、酒发生兴趣,只会因习惯的遽然改变而略觉不自在罢了。有人甚至因辟谷而戒除了多年无法戒除的烟酒嗜好。

除了这些原则之外,其他应注意的是:不可整天躺在床上,应做适当的室内外散步,其他如静坐、柔软体操、腹式呼吸、指压、按摩,适当的看电视、听音乐、编织、裁缝亦可,但勿过于劳累。

四、痛苦反应是快愈的先兆

一个身体健康完全没病的人,如果辟谷,不但没有反应,也不会有痛苦。带病辟谷者可能会有下述各种症状:

辟谷后病愈前，带有一时的异常症状，这称为"辟谷的反应"。诸如胃下垂、胃弛缓症等患者，会呕吐得厉害。将胃内的食物全部吐出，这是由于胃收缩的关系。

辟谷中的发烧、痛楚、头疼、恶寒、懒散等的异常现象是病愈的前兆，不用担心，忍着过几天就会消除的。这种反应因人而异，即使是同样的病也会发生不同的状况，发生时间也不一致，有的辟谷第1日马上反应，也有4~5天才反应的，甚至有的进入补食期才出现。

不管如何反应，虽然难受，但要认识这是可喜的现象，是病将要好的瑞兆，应持慎重乐观的态度与心情，等候回春之日的来临。

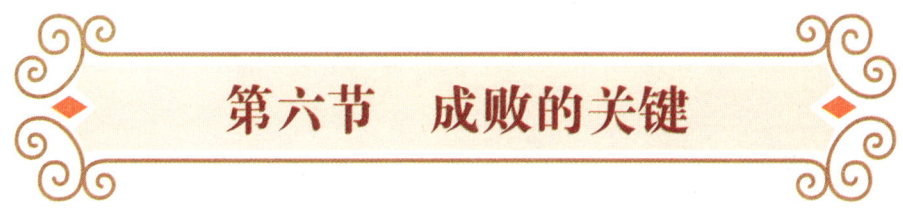

第六节　成败的关键

一、极危险的强烈食欲

完成了特定的辟谷，疾病就能痊愈吗？答案是否定的。辟谷只是打基础，完功是在于辟谷后的饮食养生。这一工作如果不能做好，不仅使辟谷功亏一篑，甚至有惹起大祸之虞。

一言以蔽之，辟谷后绝不能过食，过食乃祸害之源，故食欲虽然强烈，但也必须压抑这种本能，要慢慢地增加食量。开始以糙米汤、苹果汁等为食，以后才逐渐增加蔬菜、鱼、肉，最后才能恢复原来断食前的饮食。

二、效果要3个月后才能发挥

辟谷的效果一般在3个月后才逐渐显现出来，所以补食后10天或2周之内仍不见疗效，也不必失望。特别消瘦者的体重恢复亦然。辟谷后的食物要摄取平衡的营养素、尽量减少食用白米饭，而偏重黄豆、牛奶、蔬菜、海藻、水果等方面的摄取。对于胃肠不好者，宜用果汁机榨汁饮用。

辟谷后1个月内应禁止性生活，尤其是最初第1周尤其要绝对禁绝。

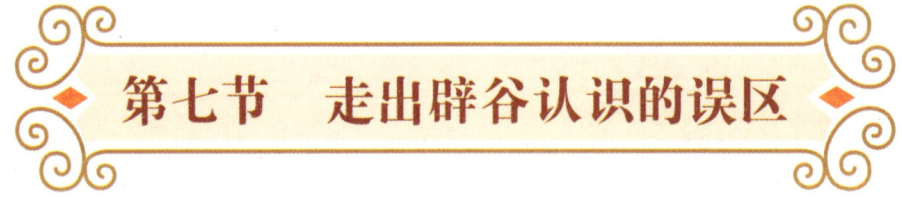

第七节　走出辟谷认识的误区

谈到辟谷，大家常会有以下误区，走出这些误区，我们才会真正认识辟谷的科学性。

误区一

一说到辟谷，很多人马上想到：不吃不喝！这是对辟谷养生的第一大误解。辟谷是辟五谷杂粮，不是不吃不喝。半辟谷，是辟谷者在辟谷期间喝一些饮料和进食一些水果或营养品，保障人体摄入的能量和消耗的能量均衡，在这个前提下来排除体内毒素，以达到养生的目的。

误区二

很多人认为辟谷后身体会很虚弱，这是对辟谷养生的第二大误解。

辟谷养生后的正常感觉是耳聪目明、身轻体健。有些辟谷者为了达到速成(比如想减肥，想最大限度地排毒)目的，自己没达到一定境界，而又拒绝摄入人体需要的热量，辟谷后感觉身体极度虚弱，甚至神志不清，这样做不是辟谷养生，是"自残"。不要妄想彻底排毒，要遵循循序渐进的原则。人体和其他物质是一样的，都是阴和阳的二元体，消灭其中任何一个，另一个会自然"死亡"。

辟谷者要理智辟谷、科学辟谷，量力而行、不可盲目！最重要的是，要找到一位有功有德的辟谷老师作引导。

误区三

有不少人说，辟谷是一种功法。这是一个重大的误区，更是误解。

蛇的冬眠是练功吗？

熊的冬眠是练功吗？

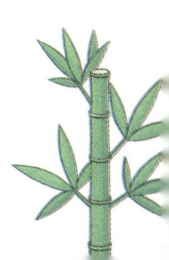

辟谷是人具有的一种能力；许多人在生活中都有过一顿两顿(甚至更久)不吃东西的情况，体力、精力都很好。这就是一种原始本能的、未完全开发的辟谷。

误区四

辟谷可以包治百病，是对辟谷养生的第四大误解。辟谷确实可以治愈一些疑难杂症，但是如果说万病皆治，就是对辟谷的盲目崇拜了。

注意：辟谷养生，是养生，不是治病。身体好了，疾病自己就好了，不是辟谷治好的！

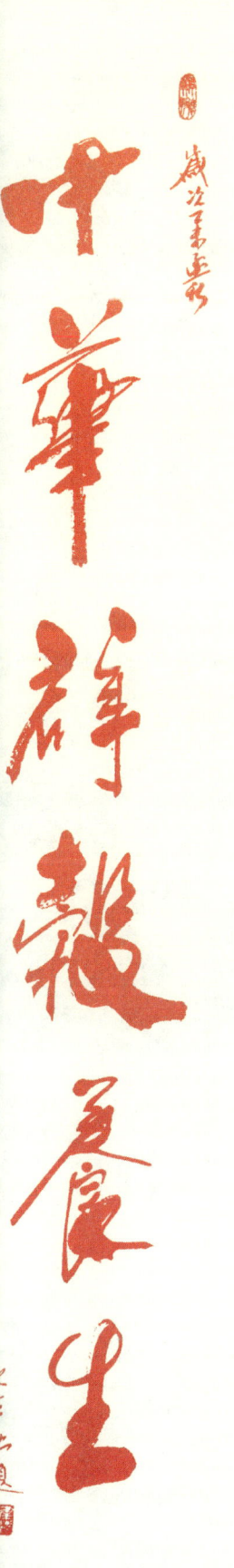

第六章

辟谷养生的方法

> 爱你的孩子,但不要占有他们!爱你的妻子/老公,但不要占有他们!你不知道,你一占有他们,你就被占有了!
>
> ——王歌

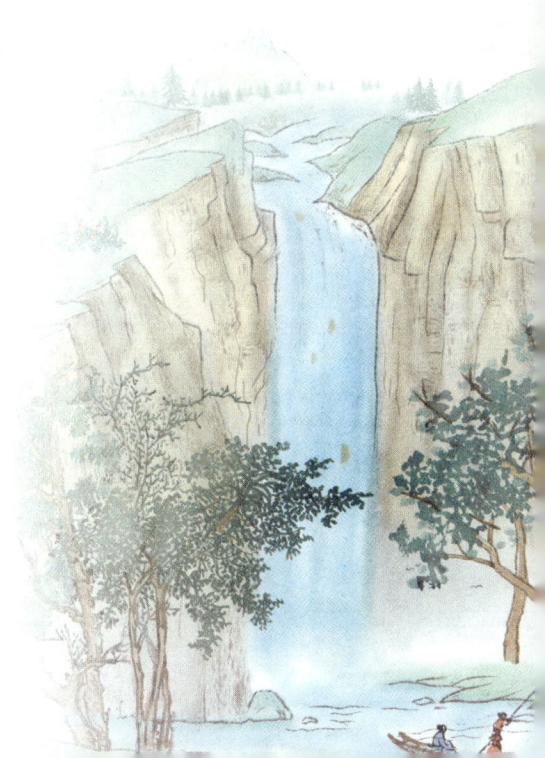

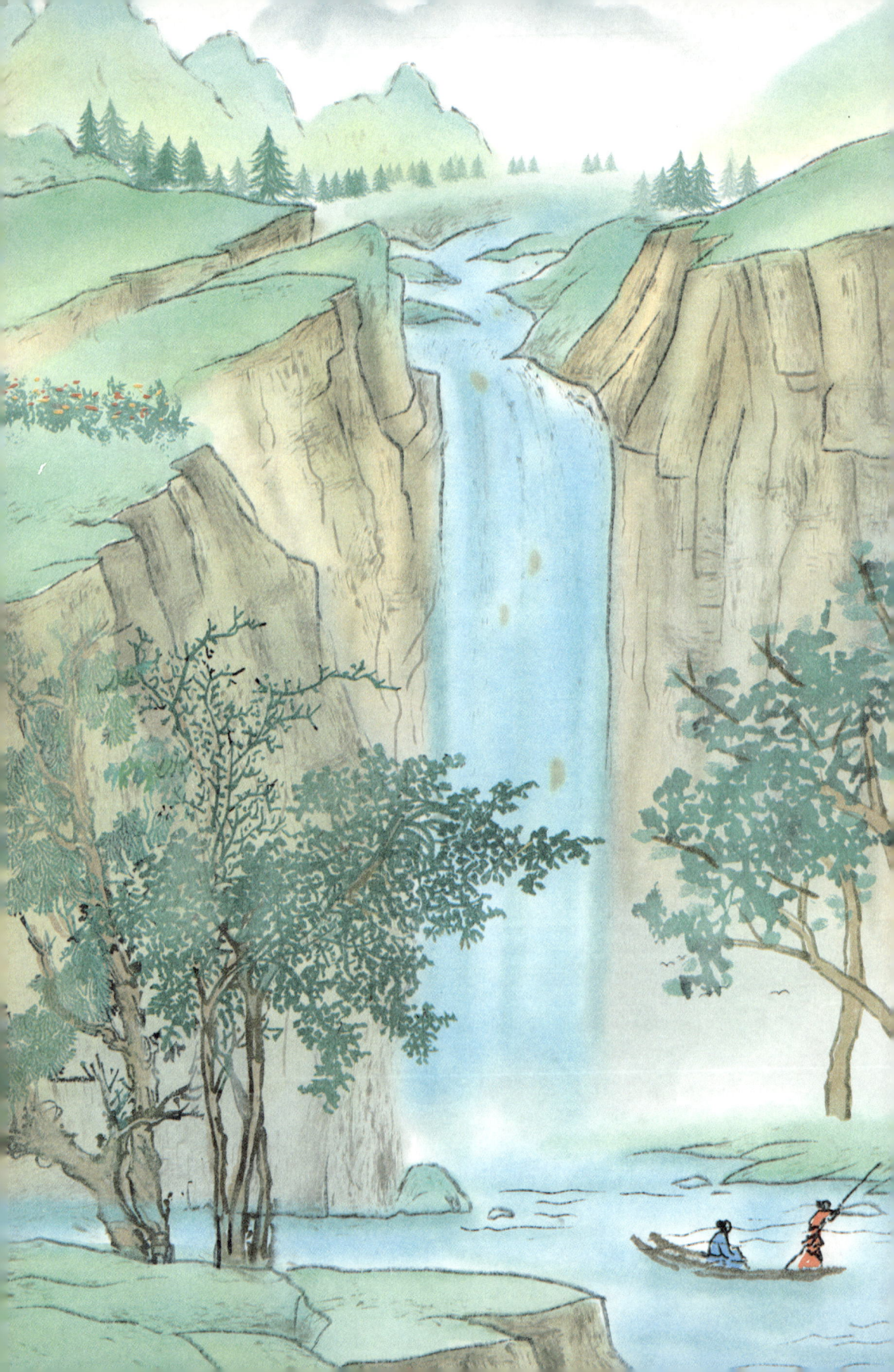

第一节 蔬果汁辟谷（半辟谷）

一、胡萝卜+苹果汁辟谷方法

将胡萝卜+苹果按1∶2比例榨成汁，也可以加蜂蜜调节味道。每天3~6杯，要慢饮，一次只喝一小口，其他什么食物都不能吃。

当然其他如木瓜、菠萝、葡萄、哈密瓜、西瓜等水果，甜菜、芹菜、藕、山药、南瓜、白菜、土豆、菠菜、芹菜及其他类似蔬菜，也可以榨成汁饮用。

二、胡萝卜的功效与作用

众所周知，胡萝卜不仅富含胡萝卜素，还富含维生素B_1、维生素B_2、钙、铁、磷等维生素和矿物质。由于胡萝卜中的维生素B_2和叶酸有抗癌作用，经常食用可以增强人体的抗癌能力，所以被称为"预防癌症的蔬菜"。美国科学家的一项研究表明，常吃胡萝卜可以预防肺癌。

其功效还有以下几个方面：

1. 益肝明目：胡萝卜含有大量胡萝卜素，进入机体后，在肝脏及小肠黏膜内经过酶的作用，其中50%变成维生素A，有补肝明目的作用，可预防和治疗夜盲症。

2. 利膈宽肠：胡萝卜含有植物纤维，吸水性强，在肠道中体积容易膨胀，是肠道中的"充盈物质"，可加强肠道的蠕动，从而利膈宽肠，通便防癌。

3. 健脾除疳：维生素A是骨骼正常生长发育的必需物质，有助于细胞增殖与生长，是机体生长的要素，对促进婴幼儿的生长发育具有重要意义。

4. 增强免疫功能：胡萝卜素转变成维生素A，有助于增强机体的免疫机能，在预防上皮细胞癌变的过程中具有重要作用。胡萝卜中的木质素也能提高机体免疫机制，间接消灭癌细胞。

5. 降糖降脂：胡萝卜还含有降糖物质，是糖尿病人的良好食品，其所含的某些成分，如槲皮素、山奈酚能增加冠状动脉血流量，降低血脂，促进肾上腺素的合成，还有降压、强心作用，是高血压、冠心病患者的食疗佳品。

6. 防止手脚脱皮：维生素A属于脂溶性维生素，对皮肤的表层有保护作用，如果缺乏的话，就会引起皮肤干燥和脱皮等现象。

三、苹果的功效与作用

有科学家和医师把苹果称为"全方位的健康水果"或称为"全科医生"。因为苹果的性味温和，含有丰富的碳水化合物、维生素和微量元素，有糖类、有机酸、果胶、蛋白质、钙、磷、钾、铁、维生素 A、维生素 B、维生素 C 和膳食纤维，另含有苹果酸、酒石酸、胡萝卜素，是所有蔬果中营养价值最接近完美的一个。

1. 降低胆固醇：我国科研人员经过试验得出：吃苹果可以减少血液中胆固醇含量，增加胆汁分泌和胆汁酸功能，因而可避免胆固醇沉淀在胆汁中形成胆结石。经常吃苹果的人有 50% 以上其胆固醇含量比不吃苹果的人低 10%。

2. 通便止泻：苹果中所含的纤维素能使大肠内的粪便变软；苹果含有丰富的有机酸，可刺激胃肠蠕动，促使大便通畅。另一方面苹果中含有果胶，能抑制肠道不正常的蠕动，使消化活动减慢，从而抑制轻度腹泻。

3. 血管清理、降低血压：苹果中的维生素 C 是心血管的保护神、心脏病患者的健康元素。苹果中含有较多的钾，能与人体过剩的钠盐结合，使之排出体外。当人体摄入钠盐过多时，吃些苹果，有利于平衡体内电解质。苹果中含有的磷和铁等元素，易被肠壁吸收，有补脑养血、宁神安眠作用。苹果的香气是治疗抑郁和压抑感的良药。专家们经过多次试验发现，在诸多气味中，苹果的香气对人的心理影响最大，它具有明显的消除心理压抑感的作用。临床使用证明,让精神压抑患者嗅苹果香气后,心境大有好转,精神轻松愉快,压抑感消失。

4.防癌抗癌:苹果是碱性食品,吃苹果可以迅速中和体内过多的酸性物质(包括运动产生的酸及鱼、肉、蛋等酸性食物在体内产生的酸性代谢产物),增强体力和抗病能力。

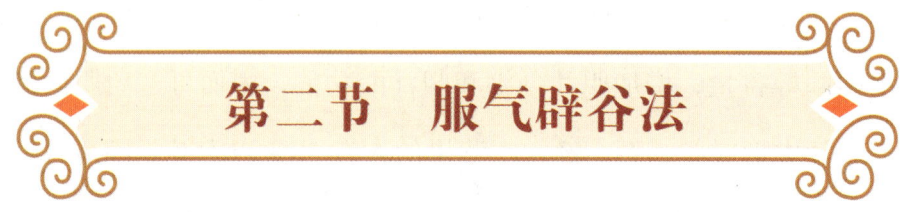

第二节　服气辟谷法

一、身体放松

在修炼服气法之前需要先练净体功,方法如下:一般取站姿,身体要端正,两脚自然分开,膝部微弯,两臂下垂放于身体两侧,下颌微收,舌抵上腭,轻合口唇,微闭双眼,静心收神,自然呼吸。

想象自己站在高山之巅,意想全身膨胀变成无限大,头部伸向宇宙上空,此为接天根;双脚深入地球中心,此为接地轴。仿佛周围除了日月星辰和光明外,天地间只我一人存在,我的身体充满了整个宇宙空间。观想体内之气从颅顶升起,与天空中的太阳慧光融通,想象头顶的太阳、前方的月亮和脚下的地球,各种慧光能量流散发出来的光芒将身体内外照得透亮，仿佛自己就是一个光球在整个宇宙空间内大放光明。

然后呼吸，呼吸要深、长、匀、细。意想全身皮肤随着呼气皮肤表层张力逐渐消失，如此呼吸放松3次。然后再放松全身肌肉、筋膜、骨骼和关节、五脏六腑、大脑，各个部位均分别放松3次，最后从头部放松到脚下，总体放松3次。如果自我感觉放松得不太理想，可以再做一次。

放松完毕，转动两手掌心向外，随着吸气，两手掌从两侧自下而上沿宇宙天际画弧，意想将宇宙空间的全部慧光能量流汇聚至头顶上方。随着呼气将手掌心转向下，意想慧光能量流沿着双手掌流下，贯入头顶百会穴，然后双手指尖相对沿身体正前方下降。意想贯入头顶的慧光能量流自头、颈、胸、腹沿两腿、脚底涌泉穴和脚趾尖流出到达地心。同时两手收回至下丹田位置后接着放于身体两侧。

二、吞服气方式

全身放松，坐、站、卧均可。张大嘴巴，像喝水一样，喝入一大口气，然后吞到胃里。吞的时候，要像吞咽东西似的，并且，最好能吞出下咽的"咕噜"响声。就这样，连续吞几次，次数不限，吞到有饱胀感为止。

注意：吞气时，不要太快！尽量舒缓一些，轻松一些。不要憋气，尽量自然。

吞服气时间：

吞气时间有两种，一种是定时吞气，一种是应时吞气。

定时吞气：在辟谷期间，每天早晨吞一次，中午吞一次，晚饭时候吞一次，睡前吞一次。

应时吞气：所谓应时吞气，即有饥饿感的时候吞气，吞饱了就行。随时饥饿随时吞气，有需求，就满足！

吞服气环境：

首选：空气清新，迎着东方的日出，吞入生机勃勃的东方升腾之气；

次选：一般空气清新之地即可；

再次：家里空气最好的房间。

这种方式可以作为初学者试用的方式。不论是否在辟谷过程中，均可试试吞气的感觉，先找到吞气、有饱胀感的体会。继而，能吞气吞到不想吃东西时，就可以辟谷了。但这过程中，常常会出现肚子不饿，嘴巴想吃的现象。经不住诱惑，是最大的敌人！

需要注意的是，服气辟谷初期，心态必须坦然安稳，内气方能自行流通。倘若心有所拘、心存疑虑，或急于求成、畏惧失败，皆可导致内气窒塞，这样是练不出效果的。又由于修炼初期，内气能量往往不够，心神还不够安定，时常产生思食欲望。此时必须克制忍耐，如果进食，恐有滓秽积存腹中，使气难行。若思食念起急切难耐，或感口渴身热,可用少许生姜与蜂蜜熬成"姜蜜汤",饮之可解。若感觉胸闷难受,可咀嚼甘草、桂心或五味子等中草药予以调节。服气练功初期,要注意宽衣解带,摘掉手表、戒指等饰物,防止身体受拘,影响气机。还应避免过重的体力劳动,过于劳累则会损气。

第三节 意念能量辟谷法

通过本方法的修持,使手轮、脚轮、顶轮相通,疏通气脉,以激发和增强人体灵光,生定力与慧力,使人体细胞的排列有序化,达到意念与能量合一,使人的意念力产生物质效应,达到外气内收,内气外放,使自身能量与宇宙能量相接通,强化中脉与丹田。

放松法:解松腰带、领扣,两脚分开与肩同宽,全身放松,头微微上顶,下颌微收,面带微笑,眼睛微闭,沉肩,含胸,两手下垂,如此摆好"静站"姿势,从头到脚放松,观想四大皆空5分钟。

1.通手轮:接着观想四大皆空5分钟后,观想有一条透明管状气脉,从脐轮向上至心轮后一分为二,分别通向两手轮(劳宫穴),意念天地间能量源源不断从双手轮而入,过心轮入脐轮心中默念"嗡"字,约 3 分钟时间。

2. 通脚轮：接上式 3 分钟后，观想有一条透明管状气脉，从脐轮向下至海底轮后一分为二，分别通向两脚轮（涌泉穴），意念天地间能量源源不断从双脚轮而入，过海底轮，进入脐轮，约 3 分钟时间。

3. 通顶轮：接上式 3 分钟后，观想有一条透明管状气脉，从海底轮向上经脐轮、心轮、喉轮，进入顶轮后，观想宇宙间的各种光与能量源源不断地进入顶轮后，向下至海底轮，使顶轮与海底轮间的透明管状体（中脉）越来越亮，3 分钟后，下丹田有一个光团浓缩为一个如豆粒大的明点，发出透明的白光清晰可见，3 分钟后再观想四大皆空 3 分钟。

4. 吞气法：双手臂从身体两侧缓缓地伸直上抬，将双手掌缓缓地移向顶轮上空，两臂垂直于顶轮两侧，左右掌心相对，意念集中于双掌，此时，掌上充满气血，把气血通九霄，意想双掌上仿佛抱着一个很有弹性的透明发光的圆球，当双掌间圆球气感很强时，双手掌抱着透明的光球缓缓向下移动，移到口边停住，把口对着双掌心，深深地吸一口气，把双掌中发光透明之圆球尽吸入口中吞咽下去（咕噜有声），用意念跟着双掌向下移动，左手在里，右手在外，掌心（劳宫穴）相对，如此外导内引，把气送入下丹田，如此 12 次，也就是 12 次后就可收功。

收功时将意念高度集中于下丹田，随着两手握固，同时两足趾抓地一次，然后放松，加一个意念收功，搓两手，干洗脸。收功后会全身轻松有力，大脑十分清醒。

本功以 20 分钟为起点，逐步、渐进增加至 40 分钟以上更佳，练功过程中会出现全身随处跳动，身体可能出现前后摇摆现象，或气流经脉等，皆不须去理会，任其自生自灭。本功每日一次就可以了，如果早晚各一次更好。

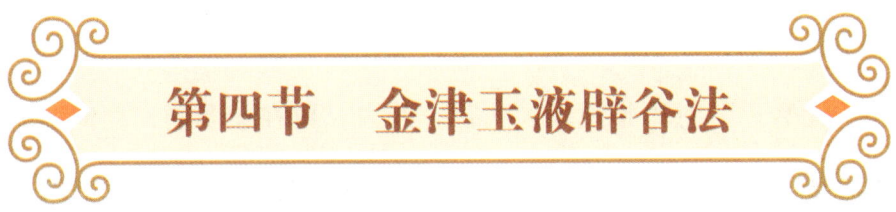

第四节　金津玉液辟谷法

辟谷除要求服气外，还常强调咽津。津即口中唾液，所以又称咽津为咽唾，如《神仙传·彭祖》云："舐唇咽唾，服气数十，乃起行言笑。"古今气功家非常强调唾液的作用，还将它称为玉泉、玉池水、华池水、天池之水、神水、金浆玉醴、醴泉、离宫之水。

如《云笈七签·神仙绝谷食气经》说："正强卧，徐漱醴泉咽之，醴泉者，华池。"咽津就是要不断地一口口地把口中唾液咽下，吞咽要做到汩汩有声，用意念送至脐腹丹田。

湖南考古发掘中出土了十余件东汉前期的"仙人饮玉泉"青铜镜，该镜上除有青龙、白虎、朱雀、玄武四神和仙人、瑞兽外，还有 3 句铭文，其中 1 句是"渴次（饮）玉泉（饥）食枣"，也就是不食五谷，用玉泉解渴，食枣充饥。据李志庸先生考证，铭文中说的"玉泉""枣"都是指津液而言。饮玉泉，就是吞咽唾液，食枣，是指吞咽唾液时，如咽枣等硬物一般。

成书于汉代的《黄帝内经·素问》，在论述固肾气功锻炼时，也提到了咽津，并将它连同服气一起，一并用于治病强身了。其书《刺法论篇》指出："肾有久病者，可以寅时，面向南，净神而不乱思，闭气不息七遍，以引以颈咽气顺之，如咽甚硬物。如此七遍后，饵舌下津令无数。"意思是说，久病肾虚的人，可在黎明前，面向前方，凝神息虑，吸气后屏气，伸直头颈，如咽硬块食物一样，将气吞下，连做7遍。在这一过程中，舌下会分泌出许多唾液来，要连同气一并咽下。可见咽津辟谷在我国至少已有近两千年的历史了。

古人还将咽津连同扣齿称为炼精，认为是健身长生的重要手段。《备急千金要方·卷二十七》说，"臣常闻道人蒯京，已年一百七十八，而甚丁壮。言人当朝服食玉泉、琢具，使人丁壮，有颜色，去三虫而坚齿。玉泉者，口中唾也。朝旦未起，早漱津令满口乃吞之，琢齿二七遍，如此者乃名炼精。"

明代伟大医学家张景岳，在他所著的《类经·运气类》中说："咽气津者，名天池之水，资精气血，荡涤五脏，生溉元海。一名离宫之水，一名玉池，一名神水，不可唾之，但可饵之，以补精血，可益元海也。"充分肯定了咽下津液的重要作用。《黄庭经》说："口为玉池太和宫，漱咽灵液灾不干"，"含漱金醴吞玉英，遂至不饥三虫亡"，"清液醴泉通六腑，随鼻上下开二耳。"《延寿书》也说："口中津液是金浆玉醴，能终日不唾，常含而咽之，令人精气常留，面目有光。"《红炉点雪》甚至还说："津既咽下，在心化血，在肝明目，在脾养神，在肺助气，在肾生精。自然百骸调畅，诸病不生。"都是将咽津视作养生健身的重要手段。现代研究证实，唾液中含有淀粉酶、溶菌酶，及分泌性抗体，既能助消化，又能杀菌、抗病毒，是有效的祛病强身物质。常咽多咽唾液，无疑是有益于健康的。

"饥食自然气，渴饮华池浆。"这句话经常出现在有关辟谷的书籍中，里面就包含了食气和咽津两个方面的内容，食气和咽津，在辟谷过程中同样十分重要，必须认真对待。

为了使口中唾液分泌增多，古人通常采用两种方法，一是搅海咽津，用舌头搅动口腔，在牙齿的外上、外下、里上、里下，依次轻轻搅动，各9次，待口中津液逐渐增多，以至满口，鼓漱十余下，然后分三次吞下；二是咀嚼大枣、口中含枣核，或咬少量甘草、桂心。《神仙食气金匮妙录》说："**若好脯如枣者九枚，念时吃一枚，苦二枚至三枚，一昼一夜无过此九枣。意中不念食者，不须吃也。常含枣核受气，含中行津液佳。**"又如古人服食杏仁，强调在口中逐粒细嚼，这实际上也是一种与吞咽津液密切结合的养生方法。

1. 预备式：全身放松，端坐于凳子或床沿上，其高度与大腿放平，小腿与其垂直为准。两腿分开，两脚踏地与肩同宽，两臂自然下垂，双手放于大腿上面近膝盖处，手心向下或向上均可，双目微闭，呼吸

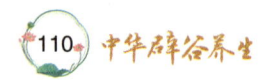

自然，深长匀细。心中默数呼吸次数，以收敛心神，待全身感觉松弛温热后，则开始作功。

2. 叩齿：轻合嘴唇，上下牙齿相叩，咯咯出声，连叩36次，至感觉有热气上冲为宜，如无此感觉，再叩36次。然后再分别叩击门齿和臼齿各36次。此时口津则已满口，以意将口津分三次直咽入丹田（小腹），并在下咽时使其汨汨有声。注意，叩齿要轻，不可以过于用力。

3. 搅海：叩齿咽津后，将舌伸至齿外，上下嘴唇轻合，使舌不外露，舌尖在齿外唇内伴随呼吸搅动。即吸气时，舌尖由左颊循上齿外转至右颊；呼气时，舌尖由右颊循下齿外转至左颊。如此搅转8圈，再以同样的方式反方向搅转8圈，最多可以做64圈。然后将舌尖缩入牙齿内，同前法舌头再在齿内正反各搅转8圈，最多可以做64圈。内转完毕，津液满口，分三次以意咽入丹田，要汨汨有声。

4. 润面：叩齿搅海完毕后，将双手手心相互搓热，对准眼球在眼眶部做干擦活动片刻，最后做深呼吸6次，练功结束。此法于晨起后练习效果尤佳。

第五节 静坐辟谷法

历代养生家对坐功都极重视,并将其作为进入气功高级功法的修炼方法。坐功姿式有许多种,现在我们只介绍常见的数种坐法。

1. 常坐式:坐在硬方凳或桌子上(若嫌太硬亦可加一软垫),坐在其前三分之一处,两腿分开与肩同宽,两膝关节成90度。然后松腰松胯头正身直,两眼轻闭,鼻尖对肚脐。

自然呼吸,意想自己小腹处有放射光芒的莲花,在照亮自己的全身,五脏六腑四肢百骸,耳内听自己心脏跳动的声音,血液在血管中流动的声音,仔细内视、内听。功中出现身体温热,局部麻、胀、凉、跳动等均为正常反应。

2. 盘坐式:盘坐式共分3种。即散盘式、单盘式、双盘式。佛、道、儒等各家功法均用此式。现分述之:

自然盘(散盘):两腿交叉成人字形自然盘坐,又称为人盘。

单盘(地盘):将左(或右)足背搭于右(或左)大腿之上。

双盘（天盘）：将两足背均搭于左右侧大腿之上。

初学功者可选择散盘或单盘而不必追求打双盘。等练些时日后再逐渐练习双盘。盘坐时可用常坐式功法的心法练功。做功时间最好以半小时以上为宜，可选择清晨或夜半练功。功后要认真收功，这些在本章第三节已述及，此处不再重复。

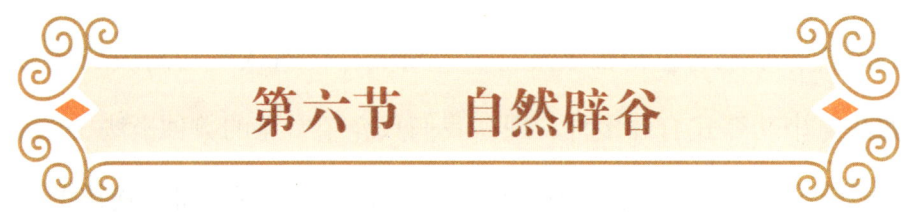

第六节　自然辟谷

我们人体也有很精密的排毒系统，经由肝、肾、皮肤、黏膜、脑垂体、甲状腺和肾上腺排出毒素。我们人体每时每刻会通过自然排毒保护着我们的重要脏器不受伤害。如身体长暗疮、出皮疹、脱皮、呕吐、腹泻、流鼻涕、咳嗽、吐痰、口腔溃疡、头昏、头痛、健忘、失眠、发脾气、烦躁、暴饮暴食、腰酸腰痛等都是自体排毒的表现。而且每当出现上述反应时，一般会表现为食欲减少，其实这是人天生具备的"应激辟谷"即自然辟谷。

"应激辟谷"具有与生俱来的"护生"功能，表现是：在人的机体出现险情时自动出现"不吃不饿"的拒食状态。**由于科普知识不到位，**

人们都知道"吃"是与生俱来的本能，而不知道"不吃"也是与生俱来的本能。 吃是养生，不吃是为了护生，这是大脑指挥下经常交替出现的两种相辅相成的生命运作功能。健康平安时一日三餐都理解，而在身体内部、外部出现危机时，大脑会敏锐感知和洞察到，就会启动"不吃"功能，发出停食护身信号，以把用来消化食物的大量血液节省下来，留在原位护守五脏六腑、四肢百骸和每一个细胞，直至险情解除，大脑关闭"不吃"功能，启动"吃"的功能，食欲便自然恢复。

由于人们对不吃的功能知之甚少或根本不知，往往劝、强吃而将"应激辟谷"信息中断，延误了病愈速度，甚至使病情加重。请大家回顾自己或周围的亲戚朋友，绝大多数人都出现过"应激辟谷"现象。如果原来不注意、不知道，现在请对照一下：

1. 当感冒发烧时，就不想吃饭，西医中医均叫无食欲，不吃也不饿。
2. 当牙疼、口腔溃疡时，不想吃饭，不吃也不饿。
3. 当胃胀、胃疼时，不想吃饭，不吃也不饿。
4. 当劳累过度或运动量太少时，不想吃饭，不吃也不饿。
5. 每当盛怒、气急败坏、生气时，不想吃饭，不吃也不饿。
6. 每当大喜或过喜之时，忘记吃饭，不吃也不饿。
7. 当悲伤、痛苦时，茶饭无心，不吃也不饿。
8. 愁苦、抑郁时，不思茶饭，不吃也不饿。
9. 忧虑一事，未得解决时，不想吃饭，不吃也不饿。
10. 思念亲人过度时，不想吃饭，不吃也不饿。

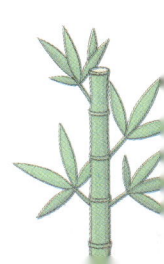

11. 赶工作任务，过于专心和忙碌时，忘记吃饭，不吃也不饿。

12. 学习专注，常常忘记吃饭，也没感到饿。

13. 婴儿生病不吃奶不喝水，是最纯净的"应激辟谷"现象，其强烈信息，大人几乎干扰不了。

……

还有很多的表现形式，这都是大脑准确知道身体内外环境发生了险情而发出的"应激辟谷"指令。通过这一节的讲解，在今后的日子里保护好"应激辟谷"信息，让其自然来，自然去，别再"强吃"，而中断其护生养生进程。

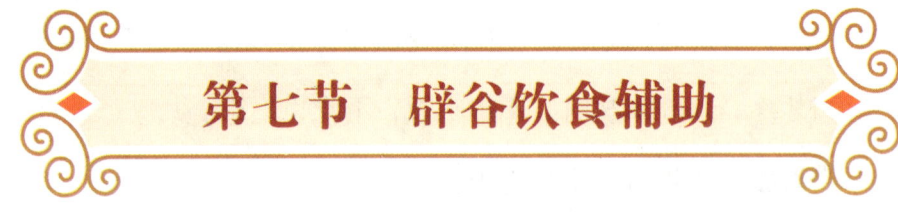

一、辟谷能量茶

在辟谷刚开始的前3~5天，有人会出现心慌或头晕等症状，可配合气血双补的辟谷能量茶替代水饮用。

制法：用黄芪15克，当归3克，枸杞、桂圆、生姜、大枣3枚（破开）来代茶饮。每次用水200毫升（加蜂蜜）。并且每次冲泡都尽量用滚烫的开水。

二、辟谷食饵

辟谷期间可选用红枣、核桃、胡桃、杏仁、桂圆、荔枝、松子仁、花生仁和蜂蜜等作为辟谷药饵，但注意每次食用不宜太多，服用时尽量不要加糖。

其中，选用红枣时，应口含枣核以受气，细细含着枣核以咽津，常可起到不可低估的作用（因此红枣历代皆被视为辟谷的首选药饵）。

以上药饵或食饵，只是在确有饥饿感时才根据自己的情况选用，若没有饥饿感或意志能坚持不吃，最好不吃。

切忌吃任何加工过的食品，比如零食点心之类。务求自然、健康（因为这时候你的身体是很敏感的）。

"辟谷食饵"是辟谷者为减少平常主食摄入而配制的特殊食品，其组方可分为以下几种：

1. 滋阴厚味。用药饵来替代正常进食的谷物，首要保证生命机体的基本需求，必须以味厚之品来充实、滋润脏腑。比如常用的食饵有胡麻、麻仁、杏仁、松仁、柏子仁、胡桃仁、红枣、黄精、天门冬、麦门冬、蜂蜜、黑大豆、糯米、莲子、芡实等，都富含脂类和蛋白质，可以滋润五脏，化生精血。

2. 补中益气。在服食厚味基础上，补气十分必要，使得"气味兼致而脏腑全"。所以补中益气的药饵在辟谷食饵方中也十分常见,常用的有山药、茯苓、苍(白)术、人参、黄芪、莲子、芡实等。

3.固胃止饥。如麻仁、松仁、柏子仁、杏仁、芝麻、胡桃仁、黑豆等;还有一些质地比较坚硬的物品,如松脂、柏脂、蜜蜡、赤石脂等,对于克服饥饿也是很有帮助的。

4.通阳利浊。最早的辟谷专著——马王堆出土的帛书《却谷食气篇》首句就是"辟谷者,食石韦"。石韦具有利水通淋的功效,此类的辟谷药饵还有泽泻、菖蒲、商陆、黑豆、茯苓等。

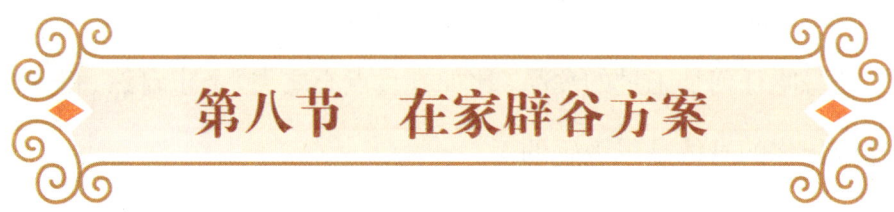

第八节 在家辟谷方案

一、首次辟谷先采用半辟谷(蔬果汁或服饵辟谷)

(一)辟谷时间:3~5天,最好给自己定5天。

(二)蔬果汁辟谷方案

1.早、中、晚吃饭时间,每次1-2杯蔬果汁,小口慢饮。

2.如果口渴,可随时小口喝矿泉水。

3.每天早、中、晚喝蔬果汁前,做一遍服气辟谷法和金津玉液辟谷法。

（三）服饵辟谷方案

1. 早、中、晚吃饭时间，每次吃 10~15 颗左右坚果（核桃、板栗、松仁、开心果、葵花子、杏仁、腰果、夏威夷果、生花生、葵花子、南瓜子、西瓜子等均可，可只吃一种或同时吃几种）。

2. 如果口渴，可随时小口喝矿泉水。

3. 每天早、中、晚吃坚果前，做一遍服气辟谷法和金津玉液辟谷法。

（四）也可以，蔬果汁、服饵相结合

也就是在早、中、晚吃饭时间，可以同时喝一杯蔬果汁，吃几颗坚果。

二、服气辟谷方案

在经历过半辟谷后，第二次就可以采用服气辟谷了：

（一）辟谷时间

3~5 天，最好给自己定 5 天。

（二）服气辟谷方案

1. 每天早、中、晚吃饭时间，做服气辟谷法和金津玉液辟谷法，直到感到无饥饿感为止。也可以随时有饥饿感，随时做服气辟谷法和金津玉液辟谷法。

2. 如果口渴，可随时小口喝矿泉水。

3. 如有时间，最好打坐（静坐辟谷法）。

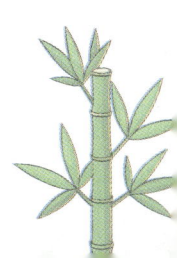

4. 到第 3 天后，每天可以饮 1 杯蜂蜜水或淡盐水。

5. 如果身体有反应（头晕、不舒服），喝几口矿泉水或蜂蜜水，再躺在床上休息 20~30 分钟就好了。

三、半辟谷与服气相结合辟谷

1. 辟谷时间 7 天或 7 天以上；
2. 前 3 天采用蔬果汁或服饵辟谷，3 天后采用服气辟谷。

四、在家辟谷要循序渐进

第一次在家辟谷的时间不宜过长，3~5 天即可，要以安全为上，自然为度。不可因治病或其他原因而主观延长时间，应循序渐进，不刻意追求时间的长短。辟谷期间要根据实际情况，欲辟则辟，欲止则止，顺其自然，以自己感受舒服为度。

五、服气辟谷第 3、4 天很关键

在服气辟谷过程中，可能会遇到各种各样的干扰。首先来自自己的心理干扰。其次来自自己的生理干扰。服气辟谷第 3、4 天很关键，心理、身体都有干扰，一定要坚持。第 4 天过去后身体适应了服气，以后就会越来越轻松。

因为吃饭是肠胃（阳性）消化系统工作，服气是经络（阴性）消化系统工作。现在服气不吃，肠胃（阳性）消化系统停止工作开始休息，经络消化系统停止休息开始工作，生理上一时适应不了服气不吃，也会干扰服气。这时候肠胃（阳性）消化系统要适应不吃，经络（阴性）消化系统要适应服气。所以第3、4天坚持很关键。

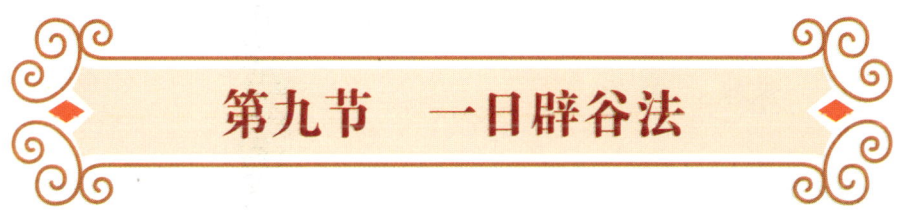

第九节　一日辟谷法

一日辟谷法，是作者在实践中总结出来的宝贵经验，不管你是经常辟谷，或是刚刚学会辟谷，都会有所帮助。当学会辟谷后由于工作、时间等原因，很难达到自己一年想多辟谷几次的计划，一日辟谷法刚好解决了这个问题。

一、一日辟谷法

"一日辟谷法"即每月至少有2~4次辟谷1天（能做到每周1次更好），这一天只喝水，什么东西也不吃，蔬果汁也不喝，彻底让你的肠胃来个大解放。

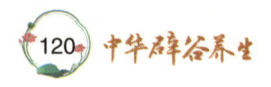

二、时间选择

每周固定选择一天,假如你选择每周星期四辟谷一天,那么每周都是星期四这天辟谷,这样可以养成心理、身体都接受的习惯,每当到这一天时间,自然而然就会想到要辟谷了,不吃东西。

当然也可以每月不选择固定时间,根据自己情况,只要每月一日,辟谷2~4次即可,每月至少1日,辟谷2次以上。

三、辟谷日的作息

辟谷当天清晨起床后就不再进餐,收起家中所有看得见的零食和水果,在吃饭时间或者饥饿时,可以多喝水,当天晚上要早睡,第二天早晨开始复食。

从现在起,你就每周开始体会一次饥肠辘辘很舒服的感觉吧!

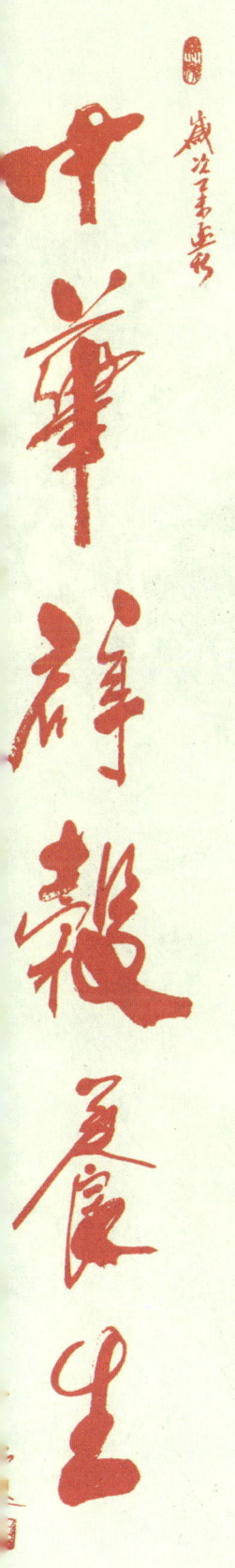

第七章

开谷（复食）

> 世界上本没有敌人，凡是你认为的敌人都是爱你的人，都是在帮你走向正道的人。
>
> ——王歌

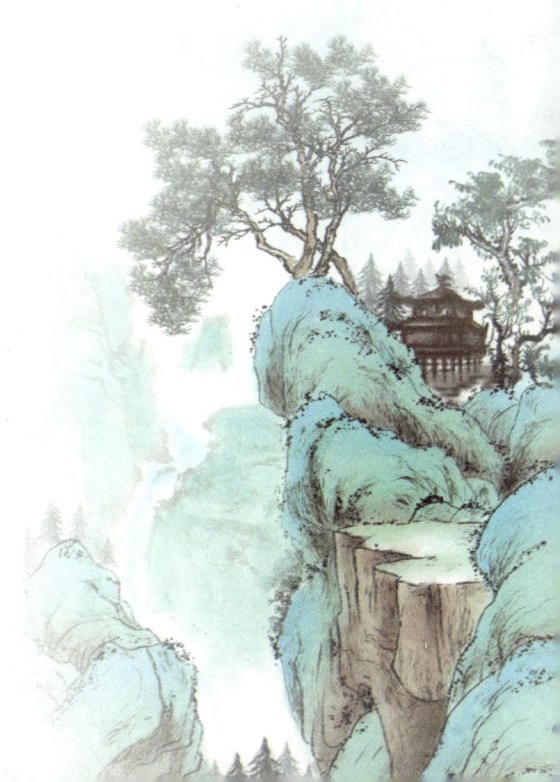

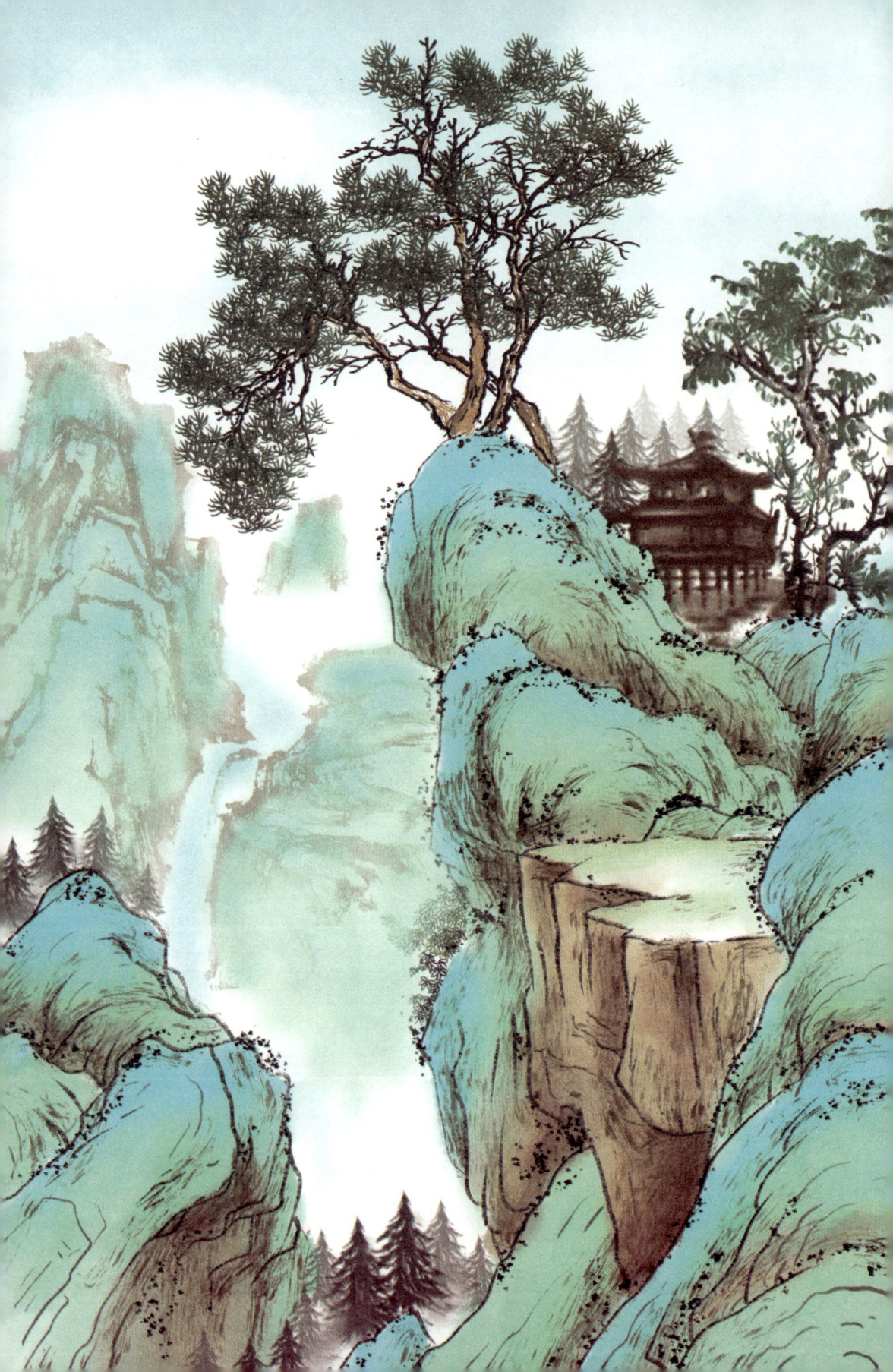

经过一段时间的辟谷,体内毒素等获得有效的清理。不少人顽疾得以痊愈。此时人会自然恢复饮食欲望。辟谷过程即将结束,那么怎样恢复正常饮食呢?

如果复谷不当,会使已取得的功效失去,甚至会损伤身体。因为消化系统经过一段时间休息,胃液等分泌不会马上像平时一样,此时若食过硬的食品或过量的食物,均会使胃受到伤害。鉴于此,复谷就必须按正确程序进行。

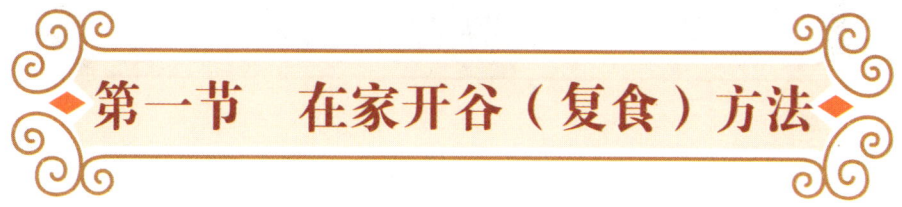

第一节 在家开谷(复食)方法

(一)3~5天的辟谷,开谷需2~3天;7~10天的辟谷,开谷需3~6天;10~20天辟谷,开谷需7天,7天后可恢复正常饮食。

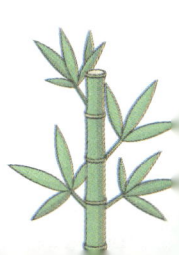

（二）开谷前3天需注意事项：

1. 开谷第1天原则是少量多餐，以米汤和面糊为主，每次半碗。

2. 开谷第2天，早餐以小米粥为主，中餐和晚餐可以以大白菜汤、面条或粥为主，也可以加点水果。

3. 开谷第3天，早餐还是以小米粥为主，中餐晚餐以面条、米饭、大白菜汤为主，可以加点水果、鱼肉。

4. 辟谷7~10天者，开谷后前5天的饮食需注意事项：注意事项1需调为2天，注意事项2需调为2天。

5. 辟谷10~20天者，开谷后前7天的饮食需注意事项：注意事项1为3天，注意事项2为2天，注意事项3为2天。

第二节　辟谷后的复食

复食的工作非常重要，复食没做好，很可能影响整个辟谷效果，甚至可能适得其反。

下面介绍几种复食方法可供大家参考：

吃早餐前，先喝点稀粥。粥营养成分高，有消除肠胃紧张感、清除毒素及滑肠作用。可能的话，起床后稍待些时间再吃早餐。

早餐可以选择小米汤和南瓜粥等容易消化的粥类，午餐愈清淡愈好。注意不可选酸、辣、油腻刺激的食物，以免伤及休整后的肠胃。

喝大量的新鲜柠檬水加蜂蜜（加点盐效果更好），可加速清除毒素，排出宿便，效果很明显。

晚餐不选择肉类，选以清淡为主的绿叶蔬菜，可以食蛋类，最好用蛋花入肴，容易消化，补充营养。

晚餐后，不要吃夜宵，坚持早睡。

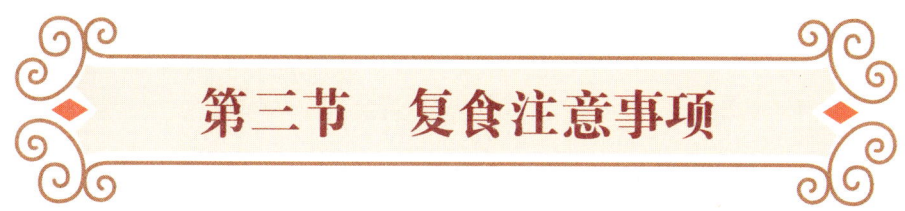

第三节　复食注意事项

辟谷结束时首次宜进食淀粉性流质食品，由少渐多，切莫暴食暴饮。恢复饮食后体重会有所增加，但要自觉将体重控制在合理限度之内。有饥饿感时可开始进食少量的稀汤（如小米汤、大米汤）或稀粥2~3日，然后再逐日递增，一星期后可基本恢复正常饮食。复谷期间忌食荤腥之物。也曾有辟谷7天顽疾得愈，但由于盲目进食而复发的事例。

辟谷后复谷期间的饮食极为重要，切不可贪一时口欲而功亏一篑，牢记这一点很重要。有时辟谷结束后，仍然没有食欲，此时可任其自然，不想吃就不吃，直到有食欲时才恢复饮食。要是勉强进食，反而不妥。

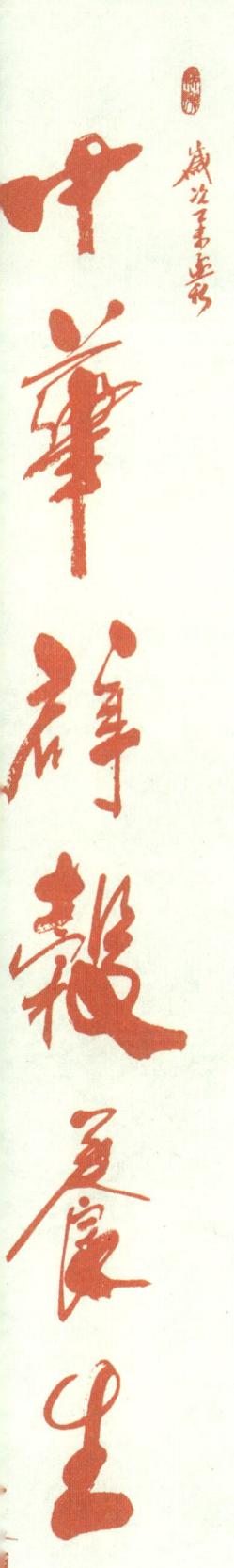

辟谷常见问题答疑

> 不会感恩的人,一生将一事无成;不会感恩的人,就没有成长,就没有喜悦、就没有生命力。
>
> ——王歌

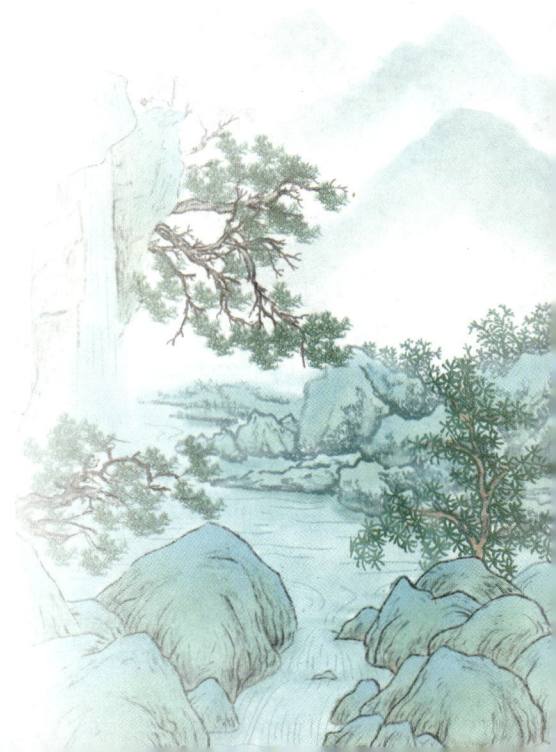

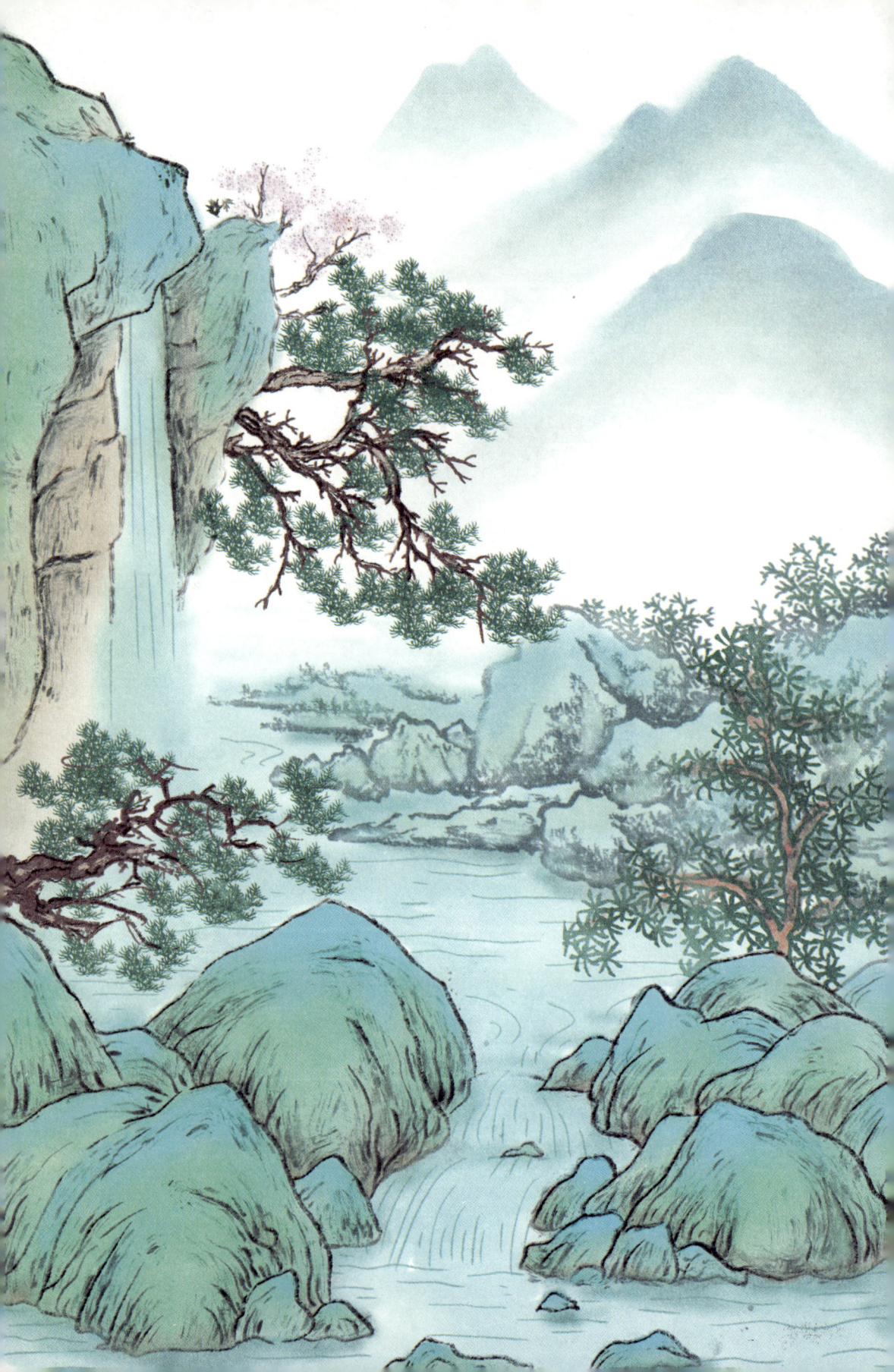

一、辟谷是否要去专业场所？在家行吗？

辟谷不需要特定的场所，在家、在工作环境一样可以。

辟谷不一定要在专业的道教修行场所，辟谷是一种养生的方法，只要环境适合即可。如果对辟谷了解较多且自制力较好的话，可以在家尝试辟谷。

二、辟谷期间有哪些具体的表现？

辟谷是一种养生之术，其间人的身体会出现一些反应，是在辟谷状态下的正常反应！

通常是产生不同程度的饥饿和形体消瘦，体重减轻，稍后有一个略为稳定的过程。此反应由于每一个人的修为层次、身体素质、心理素质、健康状态不同而反应多异。

体重下降在辟谷的最初几天很明显，此时人体可能会有不太适应的感觉，如浑身无力、四肢乏力、中气不足及各种精神症状。此外，这段时间还会因为体内毒素外泄而表现为面色不佳、青淡灰暗，口中常常发干、发臭、发苦（夏天尤为明显），小便黄赤短少，大便或干或溏，身体亦有异味发出，此过程约需3天时间。

稳定期间由于机体逐渐建立起新的代谢过程，人的感觉趋向稳定。此时，饥饿、虚弱等感觉减轻，似有一种飘飘欲仙的特异感觉，气感强烈，身体可发出异香，病理状态在此时得到进一步的调整。

稳定期后称恢复期，往往表现为有了进食的欲望。此时由于经过辟谷的特殊生理状态的调整，身体各种功能进一步稳定化、多元化，身心方面得到一次彻底的调节，表现在脾气变好，精神饱满，体健心宽，同时对饮食也产生变化，趋向食用清淡。

三、辟谷期间可以吸烟吗？

辟谷期间是不能吸烟的。而且辟谷期间，由于特殊的环境，或者特殊的心理，对烟的依赖程度会大大降低，有的人甚至在辟谷期间，因为禁止吸烟而把烟在无形中戒掉了。

四、有些人很瘦，通过辟谷的办法体重能否增加？

任何一门医学或调理方法，都有不足和狭隘的一面，理论上说，在辟谷期间体重是会下降的，瘦弱的人通常是脾胃不足引起的，瘦人一般吸收差，对于偏瘦的人，最好的办法是强健脾胃功能，脾胃为人体的后天之本，是生化气血的源泉，只有调理好了脾胃才有可能"发福"。

从目前观察看，辟谷有双重调节的效果，通过辟谷后脾胃功能可以得到一定的改善，在恢复正常饮食后吸收和消化都会渐好，对于原来偏瘦的人，体重会有所增加。

五、辟谷期间有时感到口渴是怎么回事？

辟谷期间，由于断绝了食物来源，体内有一个重新调节的过程，在此过程中有时因对水分的需求（尤其是夏天，汗液蒸发特别快），因此会感到口特别干。但一般不会有这种情况，相反地，辟谷期间津液会特别多。若口渴多饮淡盐水，可使体内的宿食、宿便得以清理、排出，有效地清除体内的浊气、热毒。

六、辟谷结束恢复正常饮食后，体重会不会重新上升？

辟谷恢复饮食后，体重一般均有不同程度的回升现象，但大多数人经过几次辟谷以后，往往都能达到自己较为满意的体型和体重。恢复饮食后切忌饮食无节，这样不管对于减肥和健康都没有好处。当然，辟谷以后人对食物的选择常会趋向于素食和清淡的食品。

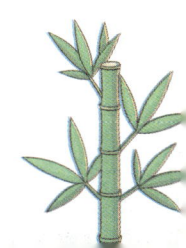

七、辟谷对身体有危害吗？

得到正确引导的辟谷，对身体不会有伤害。辟谷期间人的身体得到很大的调整，不但排出了宿便，还排出了体内其他的一些毒素，使人的身体得到一次很好的"洗涤"。因此，正确的辟谷不但对身体无害，还会促进人的身体健康。

八、辟谷期间会影响正常的工作和生活吗？

辟谷不会影响人的正常能量的代谢与转换，因此，辟谷期间不会出现明显的体力下降的情况，所以不影响一般的工作和生活，但是对于超强体力劳动的人会影响其体力的发挥。因此，辟谷期间最好不要从事太重的体力劳动！

九、是否辟谷越长功效就越显著？

也不尽然。因为大道自然，辟谷并非人为断食，过度追求反而有害，因此应以不饿不吃有精神为准。

十、辟谷有美容效果吗？

祖国中医学认为，人体的骨、肉、脉、肌、皮，与五脏六腑有密切的联系，尤其是面部，是人体经络聚集的地方，是人体精微物质所通达之处，也是人神明体现的最集中之所。所以，发生在面部的任何一点微妙的变化，往往都是人体气血、阴阳以及脏腑功能失调的表现。

例如，人面部皮肤的变化，与脏腑功能、全身的营养状况有关。皮下干燥，说明脾脏功能弱，供水不足，或水分利用功能低下。中医学认为：面色青，肝脏功能失调；面色赤，心脏功能失调，供氧不足；面色黄，脾脏功能失调；面色苍白，肺脏功能失调；面色瘀黑，黑眼圈、眼袋大、面颊出现瘀黑斑，肾脏功能失调；面赤如妆，则阴虚内热；面部多皱纹、粗糙，产生斑点、粉刺及各种疣赘，则是血液循环不畅所致。

辟谷能激发人体的潜能，使人体与宇宙之气相接，产生天人合一的效应，加速细胞与外界物质能量交换，排除了毒素，净化了血液，又畅通了血管，治疗了疾病，清除了致病之源。辟谷会使人体从内美出来，是健康的美。

十一、辟谷排毒后毒素会再生吗？

会的。辟谷后恢复正常饮食，毒素还是会再生的。但由于辟谷期间身体已经得到调整，所以相对于以前，毒素对身体的不良影响也会有所降低，而且辟谷结束以后，可以自己有意识运用辟谷中的一些技巧和方法去进行自我调节，使毒素再生的速度降低，同时加快其排除的速度。故辟谷后毒素再生并不可怕，坚持辟谷养生的一些技巧，人体将会经常保持体内的清洁与畅通。

十二、辟谷后会不会有厌食症？

不会。计划辟谷的时间到了，还不想吃东西，还继续辟谷是有的。

首先要从心理上对辟谷有正确的了解，把它作为一种养生的方法，就不会产生硬性的不良反应，在愉快的体验中达到养生的目的，又获得减肥的功效！

十三、女性经期可不可以进行辟谷？

可以，但不可以强行。一般情况下，当人体在经过辟谷的特殊调节后，身体功能将会出现本质性的变化，许多学员在参加辟谷学习班以后，会出现自行导引辟谷的功能，这种情况在几次训练后，效果特别明显。但应顺其自然，不强迫自己不进食，否则会出现不良后果。

十四、辟谷会不会造成营养不良？

辟谷是一种养生之术，其间人的身体会出现一些反应，是在辟谷状态下的正常反应！

通常是产生不同程度的饥饿和形体消瘦、体重减轻，稍后有一个略为稳定的过程。此反应由于每一个人的修为层次、身体素质、心理素质、健康状态不同而反应各异。辟谷是一种科学的养生方法，在正确的方法指导下练习辟谷，不会造成营养不良。

十五、辟谷对内分泌紊乱有帮助吗？

有帮助。道家认为，人和天是相互感应的，人体好像是一个小宇宙，天地是一个大宇宙，人体的内环境实际上有一套稳态的自愈系统，一些动物的蛰伏、冬眠现象就能印证这个问题，辟谷就是要唤醒先天的潜能来改善身体后天的不良情形，对机体进行自我修复。

十六、辟谷时能不能练其他功法？

辟谷与其他功法并不矛盾，许多功法练到一定程度都要出现辟谷现象。因而辟谷时可以练其他功法，练其他功法的练功者也可以进行辟谷。

十七、辟谷坚持不到最后，还会有效果吗？

尝试辟谷一顿饭的时间，也是辟谷；一天也是，两天也是，时间再长那就不用说了。

辟谷不是一个阶段的产物，是几千年来人们留下的关于养生的一种方法。辟谷需要一步一步慢慢来，由初级开始，慢慢走向成熟。即使因为其他原因没有坚持下来，辟谷的效果也会有的，只是相对来说没有完全坚持下来效果好而已。所以不用担心辟谷坚持不了会没有效果的问题！

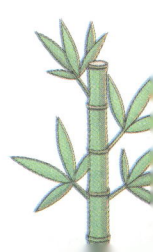

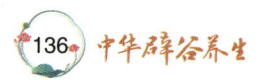

附：

王歌 6+1 立体健康理念

（陕西省版权登记证号：25—2005—B—72）

经过近 3 年的潜心研究，我发现一个真正健康的人，应该符合多方面标准。健康不仅仅只关乎饮食、运动、心理，也关乎安全、外在的形象与内在的修养；还需要定期进行身体检查。我将其统称为"6+1 立体健康理念"。

"6+1 立体健康理念"也就是：将人的健康分为 6 大部分：营养健康、运动健康、心理健康、安全健康、形象健康、休闲健康。这 6 大健康就是我所说的"6"，即：

①**营养健康**——富庶的现代人再也不用为"没得吃"烦恼了，而现在的问题却是：面对琳琅满目的食物，我们应该吃什么，怎样吃，才能吃出一个健康的身体？从现代人类疾病的发展趋势我们可以发现，不科学的饮食是损害健康的主要因素。因此，我们应该树立正确的饮食观，从饮食中获取合理的营养，从我们的"口"中得到健康的身体，从美食中得到更多的享受。

②**运动健康**——"生命在于运动"，运动让你青春焕发、朝气蓬勃。运动可以消耗身体里过多的热量，燃烧过剩的脂肪，促进血液循环，提高新陈代谢。运动可以使身体富有柔韧性，富有耐力，增加肌肉和骨骼的强度，使我们有一个良好的身材、健康的体魄。运动不仅能强

身健体,还能使我们发泄体内的烦恼,保持心情愉快。

③**心理健康**——在沉重的生活、工作压力下,现代人的心理已经不堪重负,变得极为脆弱。拥有一个健康的心理可以使我们拥有健康的处世观,建立良好的人际关系,驾驭愤怒的情绪。所以,健康的人需要一个健康的心灵作支撑。

④**安全健康**——人们常说"安全第一"。关注自己和他人的生命及财产安全,这是为自己为他人构筑健康屏障的第一步。在天灾人祸面前我们无能为力,但我们却可以为自己、为他人创造一个安全的空间,避免人为的不安全事件的发生。因此我们就必须懂得一些必备的安全常识,才能为我们的健康护航。

⑤**休闲健康**——古人讲,琴、棋、书、画、游……能怡情悦性、陶冶情操,这是古人的养生之道。同样我们现代人也可以效仿,选择一项自己喜欢的休闲方式,使自己融在其中,乐在其中,在享受中放松自己,赶走疲劳,既轻松又快乐,何乐而不为?

⑥**形象健康**——听起来似乎很新鲜,仪容仪表,与健康何干?恰恰就有关联。一个懂得生活的人是一个仪容整洁、衣着得体的人,这不仅可以使自己保持良好的健康心态,拥有足够的信心,还可以使别人耳目一新,使自己的魅力得到充分的展现。

6大健康模块囊括了健康的方方面面,但为什么还要加上"1"呢?这个"1"指的是——健康体检。我认为,不管你健康还是不健康,都应该定期、不定期地进行健康检查，以便及时查出有碍于健康的因素并及时纠正，才可以避免无谓的人力财力浪费。

"6+1立体健康理念"的创立，使人们对健康的评价不仅仅基于营养健康、运动健康和心理健康的范畴，而且扩大到了安全健康、休闲健康、形象健康和健康体检等领域，由此可见，一个人只有保证了身体和心理上的健康状态，具有了良好的个人形象、休闲娱乐及安全意识等，才能算得上真正的健康。

我相信，"6+1立体健康理念"将会给中国健康研究领域带来一股强劲的旋风，给国民的健康思维带来一次全新的洗礼。

（王歌 2004 年 3 月完成于西安）

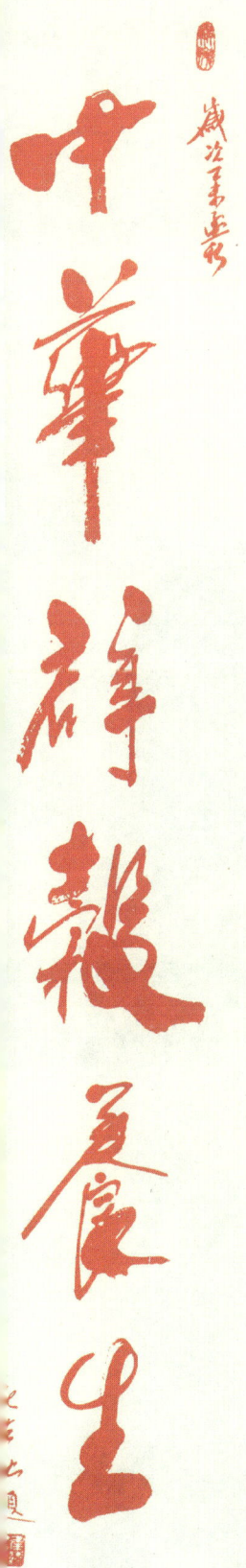

记者访谈

爱与幸福的使者——王歌

很多人问我,王歌老师为什么不主动和别人交朋友呢?因为:如果你是鲜花,不必去招引,自有蝴蝶飞来;如果你没有做好自己,主动找别人又有什么用呢?

——王歌

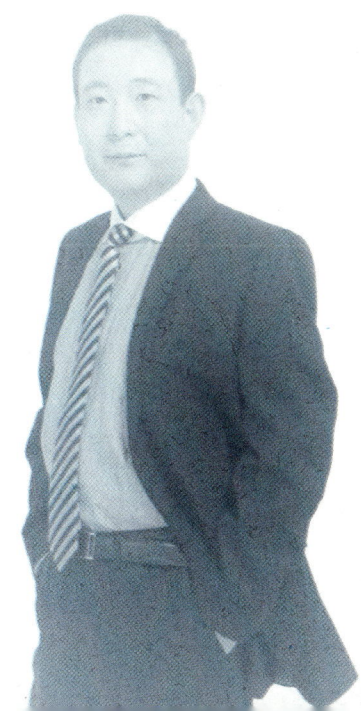

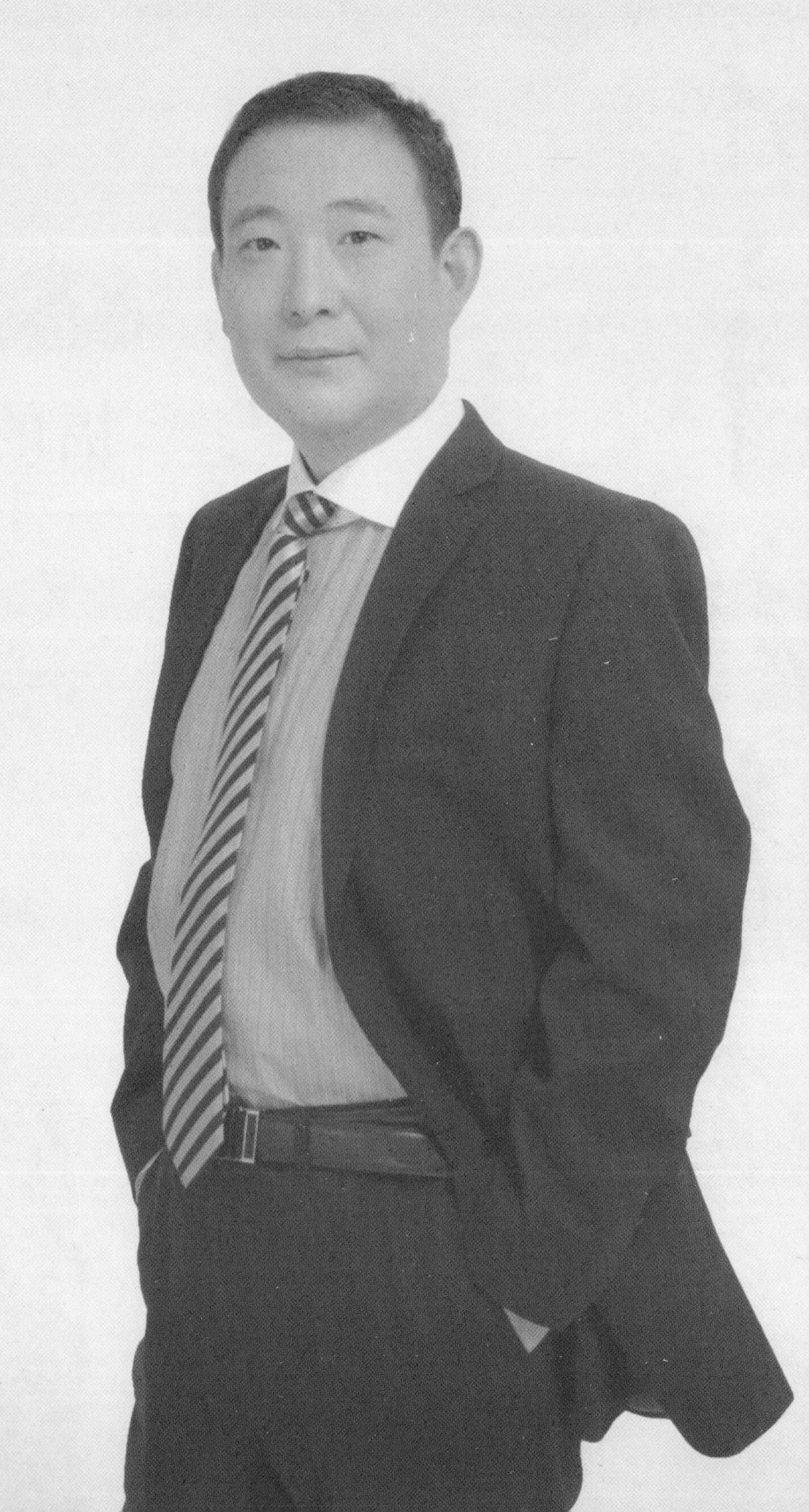

记者访谈

爱与幸福的使者——王歌

——记中国第一位幸福心理学家王歌

记者：李望京、罗建新

心理学改变了他的命运

"**心理学可以改变世界**"，乍一听你可能觉得言过其实，一笑了之。但是，17年前有一位年轻人看到这句话时，却心潮澎湃，深信不疑。此后，不仅将心理学作为自己的专业潜心修习，而且将之作为自己毕生的理想，投入了全部的身心和精力。现在，他在心理学方面已经是成绩斐然，颇有建树。

这个人就是被誉为"中国第一位幸福心理学家"的王歌导师！

王歌26岁那年就创办了一所民办大学西安国际商务进修学院，成为陕西最年轻的民办高校院长，实现了办学梦！然而当他拥有成功和财富后，王歌突然发现他并不太快乐和幸福，直到有一天，他无意中看到一位世界心理学大师的一句话"心理学可以改变世界"，这句话改变了王歌的命运：让他立下一生的志向——"终身从事心理教育事业"。

从此他投入大量的时间和精力学习，不但就读了北京师范大学应用心理学本科、中国科学院心理研究所心理学硕士、西安交通大学金融学博士，还先后投资几百万元人民币，用于向国内外顶尖心理学家及具有影响力的大师学习，参加了大量的心理学课程培训，随着学习研究的深入，他从开始的感兴趣，达到了为心理学的博大精深所痴迷的地步，人生的发展方向也随之有了明确的定位。

17年来，他阅读研究了大量中外心理学名著，同时只要与心理学相近的边沿学科他也无不涉猎，十几年来，王歌平均每年读书200本，积累了深厚的理论功底。

17年来，他先后到美国阿卡迪亚大学、哈佛大学、耶鲁大学、曼哈顿维尔学院以及印度合一大学等世界名牌大学进修学习和参观访问。还赴德国、意大利、法国等欧洲国家参观访问，开阔自己的视野，使自己的能力及见识得到了巨大的提升。

17年来，王歌终于像变魔术般改变了自己，王歌说现在他比以前要幸福好几倍，同时他惊奇地发现，幸福使他还拥有了更多的财富。17年来王歌还长期坚持做公益心理咨询，帮助很多人重新获得了心理健康，大家都称王歌为爱心天使。

17年磨一剑，王歌的付出与执着，终于使其从默默无闻到一鸣惊人：他被誉为"中国第一位幸福心理学家""当代最杰出孩子教育专家"；并先后出版了《如何获得幸福的24把钥匙》《幸福无法门》《孩子教育觉醒》《怎样孕教未出世的孩子》《催眠减肥》《催眠与心理治疗》《财富觉醒》《心理学从业人员职业规划》《中华辟谷养生》等专著。

17年来，王歌博览群书、融会贯通，是中国第一位将儒家、佛学、道家及生命科学等众多领域融入幸福心理学的专家。在研究现代心理学基础上，他从真正的人性本真入手，曾像当年的玄奘法师一样西去印度深入佛教发源地"取经求学"，又去现代心理学最为发达的欧美国家进修。这才真正实现了"东西合璧"，进入了"古今相融"之境界。即便取得了如此辉煌成绩，他仍没有停下前进的脚步，依旧孜孜不倦向书本、向高人学习和请教，研究学习的领域更加广博，直到现在每年仅花在进修学习上的费用便高达20多万元。

王歌的使命和担当

这么多年来，王歌感受到周围有关心理与幸福的问题在困惑着如此众多的人们，也让他看到了幸福心理学的深远意义和广阔前景，使他感受到了自己肩上的责任和使命！于是王歌立下了一生的使命："为帮助一亿中国人觉醒，获得幸福、财富、健康美满的人生而奋斗终身，为推动世界人类的幸福做出应有的贡献！"

这，是王歌的梦想，更是他的使命和精神追求。他没有将其停留在嘴上，而是脚踏实地地身体力行着。对他而言，凭着这17年的修炼，他认为这不是夸口，只要付出努力和爱心，就会是水到渠成之事！2013年10月由王歌发起并主讲的"幸福中国万里行·全国公益演讲活动"正式拉开了序幕，此后他个人的特长、天分和强烈的爱心获得了真正的

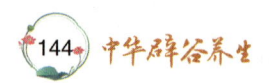

释放。在陕西、北京、云南、甘肃、河南、山东、江西、山西等都留下了他的足迹。

王歌说"人生就是关系，财富、成功并不能带给人们幸福"，他认为要想获得幸福：一是要家庭关系幸福：就是夫妻关系、孩子和父母的关系要和谐健康；二是要社会关系良好：就是同事、朋友关系融洽；三是与自己的关系：首先要爱自己才能更好地爱别人。王歌认为要获得幸福是有密码的，那个神奇的密码就掌握在每个人自己的手中，但常人则总是"当局者迷"，而王歌正是帮你解开谜团、教你自我破解密码的导师！

为了心中的那份使命，王歌还于2012年在北京注册成立了"北京西商国际心理医学研究院"，并亲自担任院长。因为他心中有着更为宏大的理想和计划，他要让"幸福"在全国遍地开花结果，让"幸福"走进每个家庭、每个人的心里。在他长时间深思熟虑之后，2015年他的王歌幸福大学开始了大动作，王歌说近几年他要面向全国建立100家幸福分院，打造1000位爱心幸福讲师，招募1万名幸福传递天使，一起来共同帮助1亿中国人获得幸福美满的人生！为实现中国梦添砖加瓦。

颠覆思维的授课

在王歌的授课中，他以自己独有的特色和风格，凭自身的实力闯出了幸福心理学一片新的天地。他不认可那些逃避现实，隐于"世外桃源"的大师，而是秉承"大隐隐于市"的理念在生活中修炼。因为在他心中修行的真正目的是家庭和睦、社会和谐、世界和平。

在别人眼里，王歌课堂上的理论常常颠覆常人的思维，显得如此与众不同，但学员在深入理解体会后却不得不为之折服和赞叹。在讲述《人生幸福之道》课程中，他另辟蹊径地讲到"承认自己是个'坏人'就会增加幸福"。初听之下似乎荒诞不经，但在他的广征博引的论述和头头是道的分析后，你又不得不点头称赞。当然所谓的"坏人"并非杀人抢劫放火此等之真正的恶人，而是敢于揭露出人性真实而残酷的一面，认为人本性都具有"自私、贪婪、虚荣"等一些"坏"的习性。只有真诚对待内心，愿意承认心里的一些"恶念"，在面对别人的斥责、埋怨、愤怒时，我们才可以坦然接受自身的"恶"，才会认识、体会、活出自己的"善"，也才能获得心理的解脱。世人均在劝告人要"宽以待人"，宽恕忍让别人，而王歌则反其道而行之：为何不可以宽恕原谅自己呢？这样岂不更容易获得觉醒与幸福的感觉！

孩子教育无时不在地困扰着每一个家庭。王歌认为对孩子的教育其实根源在父母身上。因此提出了"要救孩子，首先要救救家长自己"。在此基础上，开创性地将全家的和谐与幸福作为自己前进的目标和方向。王歌谈到孩子教育时说"在宇宙的真相里，孩子实际上并不是'你所定义的'孩子"，他只是经你而生，并非为你而来。""如果家长牺牲自己的一切，甚至牺牲了自己的幸福，把自己的喜怒哀乐全部放到孩子的身上，把自己的幸福全部交在孩子的手里，这是父母所能给予孩子最可怕的爱。"……诸如此类的话语是否让你听后半天回不过神来，但在认真琢磨深思后你是否觉得当头棒喝，有所感悟呢？在他的《孩子教育觉醒》家长培训班上，有多少对夫妻要走上"劳燕分飞"的地步时，受他指导教育后，挽回了婚姻，留住了幸福；又有多少亲子间的"反目成仇"，在他的调解劝说下，言归于好，其乐融融。

王歌说"外在世界是内在世界的反映"，在这个世界你所看见的人、事、物，都是你内在的一种反射。也就是佛家讲的"心能转境，境由心生"，只要你自己的内心改变了，外在世界就会随之改变。其实幸福即是如此！真正的幸福并不依赖于外在的条件：财富、地位、成就、愿望……而在于内心的体验和感受！

学习王歌的《幸福觉醒之旅》系列课程后，通过自己的修和悟，会让自己真正地静下来，向内心深处去了解、探究真实的自己，发扬自己的"真善美"，坦承自己的"假恶丑"，探索财富、喜悦与幸福的根源。找到化解自身迷茫、家庭矛盾、子女教育困惑的"大道"，而不只是一些"技巧和手段"。就像他说过的"修行就是找到自己的本来面目，修行就是一个认出自己的过程。"在这个过程中，你终会明白："自己，就是一生要找寻的佛！也是找寻一生的佛！"他的课程能直达人的心底，因为他自己就是幸福的实践者。

王歌的爱与幸福

王歌拥有温柔贤惠的妻子、聪慧可爱的女儿和自己热爱的事业！

王歌也是有着大爱之人，使命和责任在他心中正逐步化为一步一步的实际行动和担当！十几年来，他始终坚持免费做社会公益咨询及讲座等活动，从不收取任何费用，因此受惠人员已达十余万人次。在2008年汶川特大地震发生的第二天他就积极捐款1万元。为帮助更多人获得幸福，2014年2月王歌个人又捐赠100万元设立了"王歌幸福公益基金会"公益慈善机构。在授课和培训中对急需指导但较为贫困人员，他也是慷慨依旧，经常只收半价或学习费用全免。同时他还是国际公益组织"国际狮子会"会员，在狮子会服务队中还担任心理援助委员会主席职务。繁忙的事业和工作并没有阻挡他热心公益，服务大家的脚步，反而让他有一种付出后的幸福和喜悦。正像他讲的："学会帮助别人，感恩别人就会幸福。"

水滴石穿，确非一日之功，而王歌老师也是在默默无闻、潜心研修17年之后，像是被"压抑"千年的火山般爆发了，喷薄而出的是炽热的觉醒、智慧和爱！他要用他的智慧将他的爱传送给需要的人，让他们从懵懂和混沌中觉醒，让他们脱胎换骨，不只是要影响改变一个人，而是要让每一个人去带动全家去学会爱、感受喜悦、享受幸福！从而了悟王歌说的"赚钱是游戏、健康最是真、幸福才是根"。

2012年第66届联合国大会宣布，将今后每年的3月20日定为国际幸福日。习近平总书记在谈到中国梦时说道，"实现中华民族伟大复兴的中国梦，就是要实现国家富强、民族振兴、人民幸福。"从中可看出其最终的落脚点就在"人民幸福"上。

幸福一个人，快乐一个家！幸福一个家，强壮一个国！让我们跟随中国第一位幸福心理学家王歌，一起幸福起来吧！为"实现中华民族伟大复兴的中国梦"加油！

摘自 2015 年第 2 期《长安》杂志

后 记

无意中的蓄意

无意间开始写这部书，说是无意，也是"蓄意"。我多次辟谷，多次带朋友学员辟谷，多次想写一部完整的辟谷养生书，每次只写了一部分，因工作繁忙或者心思不定而中断，断断续续，点点滴滴，终于于今年的6月完成了初稿，诸多感慨，诸多思绪……

二十多岁创业，为了事业耗尽了精力和心血，难免经常吃喝应酬，渐渐地将军肚有了，脂肪超标了，血压升高了，家人也跟着着急，尝试了很多种方式，期盼能使身体康健，可事与愿违，状况依旧。

作为一名心理教育工作者，刚开始对于辟谷也是持有怀疑态度的。但10年前一次难得的机缘，让我走进了辟谷。最初辟谷的动机很简单，谁知从此便一发不可收拾！因为在辟谷中我不仅仅是体重减轻了，身体健康了，人也精神了，见过我的朋友们都惊叹怎么比原来年轻多了，最重要的是在辟谷状态中，我常常能获得很多灵感、智慧，为事业的发展做出周密的规划。

多年来我在全国拜师访友，先后跟随多位道、佛、儒的前辈大师学习。经过这么多年的亲身辟谷和带领其他学员的体验，又把自己丰富的心理知识与辟谷结合，编写出了这部《中华辟谷养生》。辟谷使我及身边的朋友获得了身心的健康，这让我更加坚定了要将辟谷养生发扬光大的信念和信心。在此我希望更多的人能够见证辟谷养生的奇迹，也希望更多的人了解并学习辟谷养生法。

在此，我要衷心地感谢中国道教协会第七、八届会长任法融道长为本书题写书名、国际道教协会会长黄世真道长特为本书作序。感谢西安重阳宫道家养生文化中心主任李振家道长、中国中医药养生联盟理事长陆家易导师多次指导我辟谷方法。同时感谢《科学中国人》杂志社张刚总编辑、陕西省企业互助发展促进会韩武侠常务副会长、陕西科学技术出版社屈马珑编审，为了这本书的出版出谋策划，并花费了心血。感谢《音乐天地》杂志社美术编辑秦磊女士为本书绘制插图、特邀编辑雷彩霞女士帮我收集整理了大量的资料。

此外，我更要感谢出版此类图书的同仁们，我在编写的过程中，参考了你们的图书资料，若还有不尽之处，敬请谅解。由于本书出版时间紧工作量大，虽经数番校订，仍不免有挂一漏万之处，尚祈读者与专家、同道批评指正、谅解。

最后，希望这是一本给我们的身体带来健康养生的福音书。如果能够帮助大家一点点我也就心满意足了。

（2015年6月写于家中陋室）

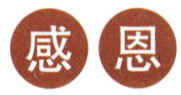

感 恩

下列前辈及朋友，为了《中华辟谷养生》这本书的出版，花费大量心血给予鼎力支持，再次表示衷心感谢、感恩！

（排名不分先后）

任法融　全国政协常委、中国道教协会第七、八届会长

黄世真　国际道教协会会长、西安青华宫住持

张　刚　《科学中国人》杂志社总编辑

陆家易　中国中医药养生联盟理事长、国际自然科学研究院院长

李振家　西安重阳宫道家养生文化中心主任

韩武侠　陕西省企业互助发展促进会常务副会长、秘书长

何建华　中国式策划创始人、培训讲师、北心院易经研究院院长

汶驰茗　微营销策划专家、陕西壁咚网络科技有限公司董事长

屈马珑　陕西科学技术出版社编审

张　毅　西安大唐御工坊书画艺术研究院院长

秦　磊　《音乐天地》杂志社（生态音乐版）美术编辑

不会感恩的人，一生将一事无成；不会感恩的人，就不会成长，就没有喜悦，就没有生命力。

——王歌

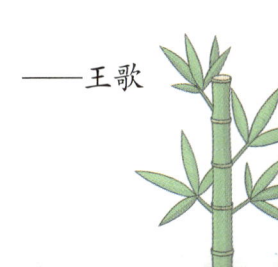